暨南大学本科教材资助项目

暨南大学 2025 年实验教学改革研究专项之"新工科背景下
《生物材料实验》课程教学的改革与探索"资助项目

编 委 会

生物材料实验

李立华　田金环　李　红◎主编

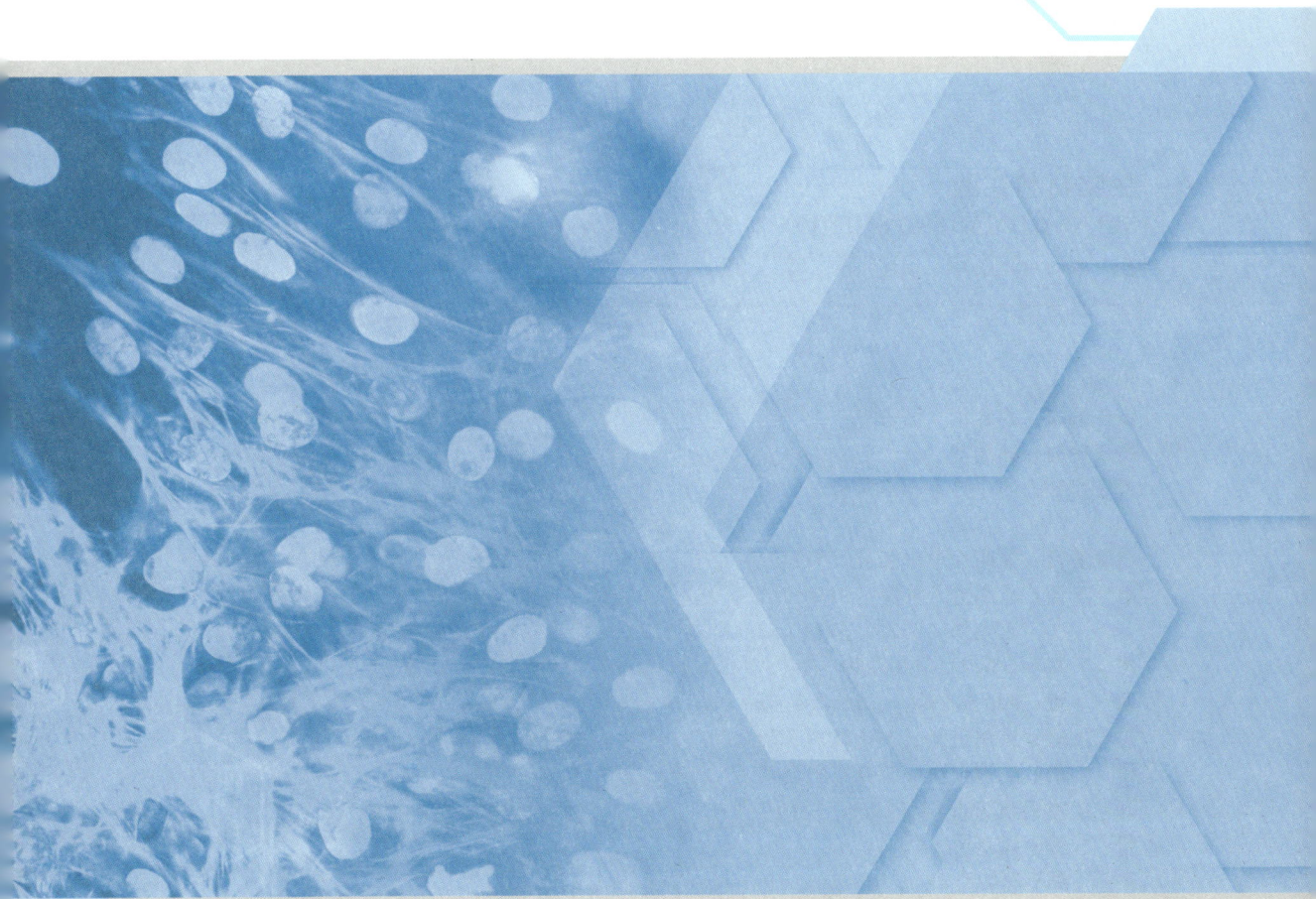

暨南大学出版社
JINAN UNIVERSITY PRESS

中国·广州

图书在版编目（CIP）数据

生物材料实验 / 李立华，田金环，李红主编.

广州 ： 暨南大学出版社，2025. 4.

ISBN 978-7-5668-4089-9

Ⅰ．R318.08-33

中国国家版本馆 CIP 数据核字第 20252F0E55 号

生物材料实验

SHENGWU CAILIAO SHIYAN

主　编：李立华　田金环　李　红

出 版 人：阳　翼

责任编辑：曾鑫华　彭琳惠

责任校对：孙劭贤

责任印制：周一丹　郑玉婷

出版发行：暨南大学出版社（511434）

电　　话：总编室（8620）31105261

　　　　　营销部（8620）37331682　37331689

传　　真：（8620）31105289（办公室）　37331684（营销部）

网　　址：http：//www. jnupress. com

排　　版：广州市新晨文化发展有限公司

印　　刷：广州市快美印务有限公司

开　　本：787mm×1092mm　1/16

印　　张：12. 5

字　　数：255 千

版　　次：2025 年 4 月第 1 版

印　　次：2025 年 4 月第 1 次

定　　价：69. 80 元

（暨大版图书如有印装质量问题，请与出版社总编室联系调换）

序

材料是人类文明的物质基础，时代的进步、科技的发展都依赖于材料的进步与应用。随着人类文明的进步，人类对生命健康的要求日益提升，从而使材料在生命健康领域的应用快速发展。生物材料通常被认为是一类具有特殊性能、特种功能，能用于人工器官、外科修复、理疗康复、诊断、检查、治疗疾患等医疗、保健领域，而对人体组织、体液不产生不良影响的材料。生物材料是人类健康的卫士，是临床医学不可或缺的物质基础，是临床治疗、康复的重要手段。

生物材料的三大要素包括材料的组成与制备、材料与生物体之间的相互作用以及材料制品的功能或有效性。无论是材料组成、结构性能的确认，还是加工方法对材料性能的影响都离不开系统的理化性能评价；而材料与生物体之间的相互作用是生物材料不同于其他材料的重要标志，故材料与细胞、组织、血液、体液、蛋白、免疫等系统的相互作用以及毒副作用的判断以及灭菌、消毒及其安全性都必须进行系统的检测与评价；生物材料制品的功能是其能否用于临床治疗的重要标准，故生物材料制品的功能和有效性必须按照相关标准进行评价。

生物材料的评价通常包括体外和体内两种途径。体外实验是将材料或其浸提液在体外环境下与细胞或组织接触，观察材料对细胞数量、形态及分化的影响。体内实验则是模拟人体生理环境，将材料直接与动物体接触，观察植入体周围组织反应与材料的最终应用状态。评价的顺序通常是材料的组成、形态、结构评价—理化性能评价—力学性能评价—体外生物学性能评价—体内生物学及其功能性评价。同时，我们还应关注评价过程中的损耗或破坏，一般应该优先评价非破坏性项目，视试样情况，在不影响测试结果的情况下，可以考虑进行破坏性测试。我们一般建议先进行体外评价，后进行体内评价；先开展细胞相容性评价，后开展血液相容性评价。

生物材料实验是生物材料评价的基础，是生物材料教学的重要环节。由于生物材料应用的特殊性，生物材料实验技术与方法的培养显得十分重要。暨南大学自 20 世纪 80 年代就开设了生物材料和生物材料实验课程，也出版了多部与生物材料相关的专著和教学参考书，也一直有计划编写一部生物材料实验教材。但由于生物材料的发展日新月异，检测评价的方法也不断更新完善。尽管我们有多年的生物材料实验教学的经验，也编写了生物材料实验参考资料，但尚未出版发行。据不完全了解，目前国内尚少见有生物材料实验的教材出版发行。本实验教材结合国内外研究学者对生物材料的研究方法，融入先进的材料加工手段，提出较为完善的生物材料评价体系。本实验教材的出版发行将为生物材料的实验教学提供一个较系统的参考。

本教材的编者均为从事生物材料教学和生物材料研发多年的中青年学者。他们在多年从事生物材料教学和参与多部生物材料教材编写经验的基础上，经过多年实践教学的磨炼，总结编写了这本《生物材料实验》。在本教材的编写过程中，所有编者都查阅了大量的文献，开会交流沟通，尤其是对具体的实验内容都进行了验证，付出了大量的辛勤与汗水。作为一名从事生物材料教学与研发的资深教师，我为此感到非常的欣慰，也为他们的精神和毅力所感动。

2024 年 12 月于暨南园

前　言

　　生物材料是目前国内外发展极为迅速的交叉学科和前沿学科领域,"生物材料"课程内容与临床需求结合紧密,涉及学科领域多,信息量大,更新快。相对应的"生物材料实验"也已成为高等院校材料科学与工程、生物医学工程、医学等相关专业的重要实践课程。根据"新工科"人才培养要求,本教材以医工结合的临床需求为导向,重构了传统生物材料学教学内容,使学生在掌握生物材料的基本概念、原理、制备和表征方法基础上,重点掌握材料与生物体相互作用规律,以及临床材料性能需求与生物材料设计原理,培养学生生物材料基础知识理解能力和相关复杂工程问题分析能力。通过验证性实验和探索性综合实验,学生从专业角度,对实验现象和实验结果进行科学分析,提出可能的解决方案,获得有效解决问题的方法,培养跨界整合的自主探索能力。

　　本书共九章,三十九个实验。各章主要编者分别为:第一章,张舒昀、周霖、周长忍;第二章,李立华;第三章,鲁路;第四章,罗丙红;第五章,李红,石海山;第六章,田冶;第七章,田金环、桑延霞、张鹏;第八章,丁珊;第九章,赵名艳、李启艳。

　　本书可供本科高年级学生和研究生学习"生物材料"课程参考使用,也可作为他们从事科学研究工作的参考,同时可供相关科研和技术人员参考。

　　《生物材料实验》的编写和出版得到了暨南大学生物材料教研室全体师生的大力支持和帮助,也得到了各方领导的指导和支持!

　　由于主编水平和经验有限,书中难免有不妥之处,恳请读者和同行批评指正。

主编

2024 年 12 月

目 录

第一章 生物材料的性能评价方法

生物材料已经广泛应用于医疗领域，例如药物输送、组织工程、基于设备的治疗和医学成像等。人们早已认识到材料的化学及物理特性会影响其生物学结果，其中材料的化学成分对其生物医学应用的影响体现在：影响材料降解，控制药物释放，影响蛋白质吸附、细胞黏附和生物靶向物（包括抗体、靶向肽、适体和维生素）与刺激免疫疗法，固定生物配体以调控干细胞分化等方面；而材料的物理特性对其生物应用的影响则体现在：吞噬作用、循环、靶向和黏附，干细胞分化、细胞增殖、细胞死亡和基因传递等。因此，对生物材料在生物环境中的物理和化学特性进行系统评估，制定具有参考价值的标准体系，对于确定材料的适用性、安全性和性能至关重要。基于此，国际标准化组织（International Organization for Standardization，ISO）和中国国家标准化管理委员会（Standardization Administration of the People's Republic of China，SAC）制定了一系列与生物材料相关的理化性能评价标准。本部分内容主要参考 *ISO 10993 – 18：2005 Biological evaluation of medical devices—Part 18：Chemical characterization of materials*、*ISO/TS 10993 – 19：2006 Biological evaluation of medical devices—Part 19：Physico-chemical, morphological and topographical characterization of materials*、《GB/T 16886.18（ISO 10993 – 18，IDT）医疗器械生物学评价　第 18 部分：材料化学表征》和《GB/T 16886.19（ISO 10993 – 19，IDT）医疗器械生物学评价　第 19 部分：材料物理化学、形态学和表面特性》进行编写。

第一节　生物材料的力学性能评价

生物材料的力学性能评价主要包括材料的强度、刚度及韧性等性能的测试。力学性能评价结果对于确定生物材料在受力环境中的稳定性和耐久性至关重要，其中最常用的力学性能评价方法如下：

1. 拉伸测试（Tensile Test）

拉伸测试能评估材料在受拉力作用下的性能。样品通常以标准尺寸制备，在万能材料试验机上对其施加拉力，以测量应力－应变曲线、杨氏模量、屈服强度、断裂强度等参数。材料拉伸测试的原理基于胡克定律（Hooke's Law）和应变能的概念。当施加拉伸载荷时，材料会发生形变，导致应力和应变的产生。根据胡克定律，应力与应变成正比。通过测量施加的拉伸力和材料的变形，我们可以计算出应力－应变曲线。拉伸测试常用于生物聚合物、生物纤维、生物陶瓷等。

2. 压缩测试（Compression Test）

压缩测试能评估材料在受压缩力作用下的性能。样品通常以标准几何形状制备，在压缩试验机上对其施加压缩力，以测量材料的压缩强度、弹性模量等参数。压缩测试基于力学原理，包括胡克定律和材料的弹性、塑性行为。在施加压缩力后，我们可以通过测量材料的变形量，并根据应力和应变之间的关系来评估材料的力学性能。

3. 弯曲测试（Flexural Test）

弯曲测试能评估材料在受弯曲力作用下的性能，特别适用于薄膜、板材等形态的材料。在弯曲试验机上施加力，测量挠度与载荷之间的关系，以获得杨氏模量、屈服强度等参数。材料的弯曲测试基于经典的梁理论，利用材料在外力作用下发生弯曲时的变形来评估其力学性能。在弯曲测试中，材料受到施加在其上的一个或多个力，从而发生弯曲应变。通过测量施加力和材料的变形程度，我们可以计算出弯曲应力和弯曲应变，进而评估材料的弯曲刚度、强度和断裂行为等。

4. 流变学测试（Rheology Test）

流变学测试是评价材料在受应变率调节的变形过程中的性能的一种重要方法。流变学通常涉及材料在不同应变率和温度下的变形行为，可以提供材料在黏性、弹性、塑性和流变性等方面的信息。根据测试需求的不同，我们会对所使用的流变学分析仪器设备类型和模块做相应的改变。常用的流变学分析模块包括：旋转式流变仪、振动式流变仪、扭转式流变仪、压缩式流变仪、拉伸式流变仪。常用流变仪设定模型包括：应变率扫描测试、温度扫描测试、动态频率扫描测试。

5. 冲击测试（Impact Test）

冲击测试能评估材料在受冲击负载下的性能，例如在意外撞击或碰撞情况下的行为。常用的测试方法包括冲击强度测试和冲击吸收能力测试。材料在受到冲击载荷时，会吸收和传递能量。通过测量冲击过程中的能量吸收量和变形情况，我们可以评估材料的抗冲击性能。常见的生物材料冲击测试仪器包括：冲击落锤试验机、冲击落球试验机、Charpy 冲击试验机、Izod 冲击试验机、落重式冲击试验机。

6. 疲劳测试（Fatigue Test）

疲劳测试能评估材料在长期重复负载下的性能，例如在生物体内承受周期性负载时的行为。该测试通过施加周期性载荷并记录材料的疲劳寿命、疲劳裂纹扩展等参数来评估材料的疲劳性能，其原理主要为材料在受到周期性加载时，会产生应力集中和应变累积，导致材料的疲劳损伤。在反复加载下，材料内部可能出现裂纹，并随着加载次数的增加逐渐扩展，最终导致破损。疲劳寿命通常可以用应力和循环次数之间的关系曲线 $S-N$ 曲线来表示。

第二节　生物材料的结构与组成评价

测试生物材料的化学成分有助于确保其在医疗、生物工程等领域的安全性。判断其性能特性，如力学性能、生物相容性、耐腐蚀性等，有助于优化材料制备工艺，提高材料的生产效率和质量，并减少生产成本。最重要的是，生物材料的化学成分对于医疗器械、生物医药品和医疗器械包装等医疗应用的安全性评估至关重要。通过测试其化学成分，我们可以评估生物材料与人体组织的相容性和安全性，确保其在医疗应用中不会产生不良影响。此外，了解生物材料的化学成分有助于评估其对环境的影响，从而指导材料的环保设计和生产，促进可持续发展。常用的生物材料化学组成测试仪器及使用方法如下：

1. 傅里叶变换红外光谱法（Fourier Transform Infrared Spectoscopy，FTIR）

利用样品对红外辐射的吸收可以确定样品的成分和结构。红外光能够与样品中的化学键发生振动和伸缩，产生特定的吸收带。样品中不同种类的化学键吸收红外辐射的频率是特定的，因此红外光谱图可以显示出样品中不同化学键的吸收峰，提供关于样品分子结构的信息。红外光谱的透射和全反射是两种常见的样品测量方法。

2. 核磁共振法（Nuclear Magnetic Resonance，NMR）

当原子核处于外加静磁场中时，其自旋会在射频电磁场的作用下发生共振吸收，产生特征性的谱线。在磁场中，原子核的自旋会围绕磁场方向产生进动，称为拉莫尔进动。可以通过调节射频电磁场的频率与拉莫尔进动频率匹配，实现核磁共振激发。

原子核的共振频率与其自旋、外加磁场的强度和类型、局部化学环境等因素有关，因此不同的原子核会在不同的频率下共振吸收。

3. X 射线光电子能谱法（X-ray Photoelectron Spectroscopy，XPS）

X 射线光电子能谱法用于分析生物材料表面的元素成分和化学状态，利用光电效应来分析样品表面的元素成分。当 X 射线入射到样品表面时，会将表面原子的电子激发到高能级。激发的电子经过光电子能谱仪的分析系统，被探测器捕获并记录其能量。不同元素的电子由于有不同的束缚能，激发后的光电子具有特定的能量。通过测量光电子的能量，我们可以确定元素的种类和化学状态，还可以通过分辨电子能谱的能量来确定样品中不同化学状态的元素。同一元素在不同化学环境中的束缚能不同，因此其光电子能谱的峰位和形状也不同。

4. 紫外 – 可见吸收光谱法（Ultraviolet – Visible Spectroscopy，UV – Vis）

紫外 – 可见吸收光谱法用于研究生物材料在紫外和可见光范围内的吸收特性。它的原理是分子在特定波长的光线照射下会发生电子激发，使得分子内的电子从基态跃迁至激发态。吸收光谱记录了样品在不同波长下的吸收光线强度。朗伯 – 比尔定律指出，吸光度（Absorbance）与溶液中物质浓度和光程的乘积成正比，即 $A = \varepsilon l c$。其中 A 为吸光度，ε 为摩尔吸光系数，l 为光程，c 为溶液中物质的浓度。紫外 – 可见吸收光谱法基于该理论，使用分光光度计测量样品在紫外和可见光范围内的吸收光谱。我们通过分光光度计测量样品吸收光的强度，计算吸光度并绘制光谱图。

5. 质谱法（Mass Spectrometry，MS）

质谱法是一种高灵敏度的分析技术，用于确定化合物的分子结构、化学组成以及分子量。样品通过某种方式被离子化，通常采用电子轰击、化学离子化或激光脱解等方法，使分子中的一个或多个电子被去除，产生离子。产生的离子通过加速器加速，具有足够的动能。加速后的离子进入质谱仪中的离子源区域，根据不同的质荷比（m/z）被分离出来。离子在质谱仪中产生信号，被检测器检测并记录。根据不同离子的质量和相对丰度，我们可以确定样品中的成分和含量。

6. 色谱法（Chromatography）

色谱法用于分离、识别和定量生物材料中的化合物，其原理基于样品中化合物在固定相（Stationary Phase）和移动相（Mobile Phase）之间的分配和传输行为。色谱柱中的固定相（如填料）具有不同的亲和性，与样品中的化合物发生不同程度的相互作用。移动相（气相或液相）通过色谱柱子时，化合物在固定相和移动相之间分配，根据化合物在这两种相中的分配系数来实现分离。不同化合物在固定相和移动相之间的分配行为不同，因此它们的运移速度也不同，从而实现了化合物的分离。分离后的化合物可以通过各种检测器进行检测和定量，如紫外 – 可见检测器、荧光检测器、质谱检测器等，具体方法包括气相色谱法（Gas Chromatography，GC）、液相色谱法（Liquid Chromatography，LC）等。

7. 圆二色光谱法（Circular Dichroism，CD）

圆二色光谱用于研究物质的手性，包括基础圆二色谱，紫外 – 可见圆二色谱（UV – Vis CD）、蛋白质圆二色谱（CD of Proteins）、热力学圆二色谱（Thermal CD）、时间分辨圆二色谱（Time-resolved CD）。该方法在生物材料测试中主要适用于研究蛋白质和其他生物大分子的二级结构，如 α – 螺旋、β – 折叠、无规则卷曲等。此外，圆二色光谱可以提供关于分子构象和手性的重要信息，因此也适用于分析多糖药物的结构和组成，以及多糖药物与受体的相互作用等信息。

8. 微分扫描量热法（Differential Scanning Calorimetry，DSC）

微分扫描量热法是一种常用的热分析技术，用于研究生物材料的热性质。它通过测量材料在加热或冷却过程中吸收或释放的热量来揭示材料的相变、反应动力学、热容量等信息。该方法主要包括等温（Isothermal）DSC 和动态（Dynamic）DSC 两种常用技术，它们在生物材料测试中有着不同的应用和特点。

第三节　生物材料的形貌评价

测试生物材料的形貌对于确保其在生物医学领域的应用至关重要，材料的形貌影响其生物相容性、组织整合能力、力学性能、药物释放效率、生物活性、感染控制、定制化设计、临床应用的易用性、长期稳定性以及科学研究的深入，从而帮助开发出更安全、有效且与人体组织相容的医疗器械和植入物。主要评价方法有如下几种：

1. 扫描电子显微镜（Scanning Electron Microscope，SEM）

SEM 使用热阴极或场发射阴极产生的电子束作为探针，其能量通常在几百至几万电子伏特之间。电子束经过透镜系统聚焦成一个细小的电子束，以实现高分辨率成像。样品置于电子束下方，当电子束照射到样品表面时，会与样品相互作用，产生二次电子、反射电子、X 射线等。探测并收集样品与电子束相互作用产生的二次电子、反射电子、X 射线等信号可用于成像和分析。SEM 常用于在高分辨率下观察生物材料表面的形貌和结构，确定样品表面的形貌和性质。由于 SEM 需要在高真空环境下工作，因此生物样品通常需要经过干燥、固定或冻干等处理，以去除水分并保持结构完整性。此外，由于 SEM 是通过电子束与样品相互作用来获取图像的，因此生物样品通常需要具备一定的导电性。对于非导电或导电性差的生物样品，需要进行金属镀膜处理以提高成像质量。

2. 原子力显微镜（Atomic Force Microscope，AFM）

AFM 是一种高分辨率的表面形貌测量仪器，可用于测量生物材料的表面粗糙度和形貌特征。AFM 使用一个非接触式探针（通常是硅或碳纳米管）在样品表面上扫描，探针的尖端大小在纳米至分子尺度，能够感知样品表面的微观结构和力学性质。AFM 通过激光反射光束，检测探针尖端与样品表面的相互作用力，通常使用一个光敏探测器来记录光束的位置变化。探针沿着样品表面移动，当探针尖端与样品表面的相互作用力发生变化时，探针的位置也会发生相应的变化，从而形成样品表面的形貌图像。除了形貌图像，AFM 还可以测量探针与样品表面之间的力学性质，如弹性模量、黏度、黏附力等。

3. 透射电子显微镜（Transmission Electron Microscope，TEM）

TEM 在生物材料测试中主要用于观察材料的微观结构和组成，尤其适用于需要在纳米甚至原子级别上进行分析的生物材料，通常使用电子束作为探针来照射样品。电子束通常由热阴极或场发射阴极产生，并通过电子透镜系统聚焦成细小的束斑。样品通常需制备成极薄的截面样品或薄片，以保证电子能够透射样品。电子束穿过样品时，与样品中的原子和电子相互作用，产生散射、吸收和透射。经过样品透射的电子束被投射到荧光屏或者检测器上，形成透射电子图像。该图像能够展示样品的内部结构和成分分布。TEM 可以采用不同的成像方式，如常规透射成像、选择区域透射成像、衍射补偿成像等，以获取样品的不同信息。TEM 因其高分辨率和对样品直接可视化的能力，在生物材料的微观结构和组成分析中发挥着重要作用。然而，我们需要注意的是，由于 TEM 需要在高真空环境下工作，样品通常需要经过特殊的制备过程，如脱水、固定和金属镀膜等，以保持其结构完整性并减少电子束引起的损伤。

第四节　生物相容性评价

几十年来，生物材料科学为外科和医疗技术领域的快速发展做出了重大贡献。生物材料的生物相容性是这些领域中一个非常重要的问题，许多研究致力于理解生物相容性现象。2018 年国际生物材料界第二次定义共识会在成都召开，来自 17 个国家和地区的 53 位优秀的生物材料专家参加了会议。该会议针对生物材料和生物相容性领域的基本概念和关键术语达成了共识或临时共识，并拟定了相关评估以及与生物材料和生物相容性相关的概念的标准方法，其中生物材料的细胞生物学评价对于其在医学和生物工程领域的应用具有基础重要性。第一，细胞生物学评价可帮助确定生物材料与周围组织的相容性，包括评估细胞黏附、增殖、迁移以及与生物材料的相互作用。通过这些评价，我们可以初步了解生物材料对于周围组织是否引起不良反应，以及是否会导致炎症、免疫反应或组织坏死等问题。第二，生物材料的细胞生物学评价有助于确定生物材料对于特定细胞类型的影响，包括对细胞增殖、分化、功能表达以及细胞代谢的影响等方面的评估。了解生物材料对细胞功能的影响对于设计能够支持或促进特定组织再生或修复的生物材料至关重要。第三，细胞生物学评价可以帮助评估生物材料的稳定性和持久性，包括确定生物材料与时间的相互作用，例如生物降解速率、细胞外基质蛋白的分解以及生物材料结构的稳定性等方面。第四，细胞生物学评价为预测生物材料在临床应用中的表现提供重要信息，通过对细胞的反应进行评估，可以更好地了解生物材料在体内的行为，从而为临床治疗方案的设计提供指导。第五，细胞生物学评价结果可以指导生物材料的设计和优化。通过了解细胞与生物材料的相互作用，我们可以改进生物材料的表面性质、结构设计以及化学成分，提高其在特定应用中的性能和效果。因此，生物材料的细胞生物学评价对于确定其相容性、功能性、稳定性以及临床可应用性至关重要，是生物材料设计和应用过程中不可或缺的一部分。

本部分将根据 *ISO 10993 - 5：2009 Biological evaluation of medical devices—Part 5：Tests for in vitro cytotoxicity*、《GB/T 16886.5—2017 医疗器械生物学评价　第 5 部分：体外细胞毒性试验》、*ISO 10993 - 1：Biological evaluation of medical devices—Part 1：Evaluation and testing within a risk management process*、*ISO 10993 - 12：Biological evaluation of medical devices—Part 12：Sample preparation and reference materials* 详细讨论生物材料细胞生物学评价原理及方法。

一、体外生物相容性评价

（一）术语和定义

1. 阳性对照材料

阳性对照材料是指能够在实验中复制细胞毒性反应的材料。阳性对照的目的是展示试验系统的反应性。例如，含有稳定剂的有机溶剂被用作固体材料和浸提液的阳性对照，苯酚稀释液被用作浸提液的阳性对照。我们也可使用纯化学品证明试验体系的性能。

2. 空白组

空白组是指不含试验样品的浸提介质放置于与试验样品相同的容器中，并在浸提过程中接受相同的条件。空白组的目的是评估浸提容器、浸提介质是否优良和在浸提过程可能的干扰作用。

3. 阴性对照材料

阴性对照材料是指在实验中不会产生细胞毒性反应的材料。阴性对照的目的是展示细胞的背景反应。例如，高密度聚乙烯被用作合成聚合物的阴性对照，氧化铝陶瓷棒则被用作牙科材料的阴性对照。

4. 试验样品

试验样品是指用于生物学或化学试验或评价的材料、器械、器械部件、组件、浸提液或其他部分。

5. 近汇合

近汇合是指在对数生长期末，约80%的细胞在衣物上生长接边，但尚未完全汇合。

（二）样品和对照样品

样品是指试验样品浸提液和/或试验样品自身。每一试验应包括阴性对照和阳性对照。

为了评估材料潜在的毒理学风险，浸提条件应模拟或严于临床使用条件，且不得导致试验材料发生熔化、溶解或任何明显的化学结构变化。某些材料（如生物可降解材料）在浸提过程中可能会发生化学结构的变化。浸提液中任何内源性或外源性物质的浓度及其接触试验细胞的量取决于界面面积、浸提体积、pH值、化学溶解度、扩散率、渗透压、搅拌、温度、时间等因素。对于患者在使用中混合两种或多种组分而成为最终产品的器械（如骨水泥），该器械在浸提前不宜清洗。清洗试验样品可能会减少或去除器械上的残留物。如果试验样品要在无菌环境中使用，应使用已灭菌的试验样品浸提化学组分。浸提介质的选择应根据试验样品的化学特性进行选择，经论证后形成文件。哺乳动物细胞试验应使用含血清培养基、生理盐水溶液或其他适宜的介质。介质的选择应反映浸提的目的，考虑使用极性和非极性两种介质。含血清培养基是首选的浸提介质，优先选用含血清培养基用于浸提是因为其具有支持细胞生长以及浸提极性物质和非极性物质的能力。除了含血清培养基，对于明确需要浸提极性物质（如离子化合物）的情况，应考虑使用无血清培养基。其他适宜的介质包括纯水和二甲基亚砜（DMSO）。在所选择的测试系统中，DMSO 的浓度超过 0.5%（体积分数）时可能具有细胞毒性。与含血清培养基浸提法相比，由于 DMSO 浸提液稀释度较大，可浸提物的细胞接触浓度会较低。浸提应在无菌、化学惰性的封闭容器中进行，并应符合 ISO 10993 - 12 的要求。浸提条件应根据器械特性和具体使用情况选择，但不应导致试验材料发生任何明显的化学结构变化。常用的浸提条件包括 $(37 + 1)$ ℃、(24 ± 2) h，(50 ± 2) ℃、(72 ± 2) h，(70 ± 2) ℃、(24 ± 2) h 和 $(121 + 2)$ ℃、$(1 + 0.2)$ h。如果需要采用其他条件，应进行论证并形成文件。对于短期且非植入的器械，在累积接触时间不超过 4 h 且未与受损的皮肤或黏膜接触的情况下，浸提时间可以多于 4 h 但不超过 24 h。对于聚合物试验样品，浸提温度不应超过材料的玻璃化温度，以免改变浸提物的成分。在浸提液接触细胞之前，应记录并说明对浸提液进行过的所有处理步骤，如过滤、离心或其他方法。尽量避免对浸提液进行处理，如调整 pH 值，以免影响试验结果。

对于直接接触的试验材料，应首选固体材料，试验样品应至少具有一个平面，如无平面则应修整出平面；应考虑试验样品的无菌性，取自灭菌器械的试验样品应按照无菌操作方法进行试验。如果试验样品来自通常非无菌供应但在使用前经过灭菌的器械，则应按照制造商推荐的方法进行灭菌，并且试验全过程采用无菌操作方法。在设计试验体系之前，应考虑试验样品制备方法中灭菌方法或灭菌剂对器械的影响。如果试验样品来自使用中不需要灭菌的器械，则应在供应状态下使用，并且在试验全过程中采用无菌操作方法。为了避免细胞培养的微生物污染，我们对试验材料进行灭菌是合理的，但是灭菌过程不应改变试验材料的性能。如果使用非灭菌的试验样品，则应检查细菌污染情况，因为这可能导致虚假的细胞毒性评估。

（三）细胞系

优先采用已建立的细胞系，并应从认可的贮源获取。如需证明其反应的再现性和准确度，应只能使用直接从活体组织获取的原代培养细胞、细胞系和器官型培养物。冻存细胞系时，应将其放在相应培养基内，在 -80 ℃ 以下冻存，并加入低温防护剂，如 DMSO 或甘油或专用细胞冻存液。若需长期贮存（数月至数年），细胞系只能在 -130 ℃ 以下冻存。试验应只能使用无支原体污染的细胞，使用前应检测原代培养细胞是否存在支原体。应定期检查细胞（如形态、倍增时间、代表性染色体的数目），因为试验敏感性会随着传代次数增加而发生改变。

（四）试验准备阶段

1. 浸提液试验

从持续搅拌的细胞悬浮液中吸取等量的悬浮液，将其注入与浸提液接触的足够数量的各器皿内，并轻轻转动器皿使细胞均匀地分散在器皿的表面。根据培养基选择适宜的缓冲系统，在含或不含二氧化碳的空气中、（37 ± 1）℃ 下进行培养试验。试验宜在近汇合单层细胞或新鲜悬浮细胞上进行，如果进行集落形成试验，则应采用适宜低密度细胞。试验开始前用显微镜验证培养细胞的近汇合和形态学情况。在特殊情况下，可在试验起始点接种指数生长细胞（如原代细胞、高增殖细胞）。试验可选用浸提原液，和以浸提介质作稀释剂的浸提液的系列稀释液。如果采用单层细胞进行试验，则应弃去培养器皿中的培养基，并在每个器皿中加入等量的浸提液或其稀释液。如果采用悬浮细胞进行试验，则在细胞悬浮液制备好后立即将浸提液或其稀释液加入每个平行器皿中。当采用非生理浸提液（如水）时，浸提液用培养基稀释后应在最高生理相容浓度下进行试验。推荐使用浓缩至一定倍数的（如 2 倍、5 倍）培养基稀释水性浸提液。同时，我们将已知等量的空白组和阴性及阳性对照液加入其他平行器皿中，经过至少 24 h 的培养。适宜时，我们还可用新鲜培养基做对照试验。

2. 直接接触样品试验

从持续搅拌的细胞悬浮液中吸取已知等量的悬浮液，将其注入与试验样品直接接触的足够数量的各器皿中，轻轻水平转动器皿，使细胞均匀地分散在每个器皿的表面。根据培养基选择适宜的缓冲系统，在含或不含二氧化碳的空气中、（37 ± 1）℃ 下进行培养，直至培养细胞生长至近汇合。试验开始前用显微镜检查培养细胞的近汇合和形态学情况。在特殊情况下，可以在试验起始点接种指数生长细胞（如原代细胞、高增殖细胞）。弃去培养器皿中的培养基，加入新鲜培养基至各器皿中。在每个器皿中央部位的细胞层上小心地放置一个试验样品的试样，确保试样覆盖细胞层表面约十分之一。如经证实，也可采用其他试样表面与细胞层表面比率。操作时应注意防止试样出现不必要的移动，否则可能会导致细胞的物理性损伤，如不必要的移动可造成细胞的碎片脱落。在细胞加入前将试样放入培养器皿中，同法制备阴性对照和阳性对照材料器皿。适当的培养周期（最少 24 h）与选定的具体方法相一致。在加入化学物/染料之前除去上层培养基。

（五）细胞毒性的测定

我们可采用定性或定量方法测定细胞毒性反应，其中定性方法适合筛选用途，而细胞毒性的定量评价更好一些。定性评价指用显微镜检查细胞，必要时采用细胞化学染色，评价诸如一般形态、空泡形成、脱落、细胞溶解和胞膜完整性等方面的改变。在试验报告中应描述性地或以数字记录正常形态的变化，表 1 - 1、表 1 - 2 给出了用于对试验样品分级的方法。

表 1 - 1　浸提液细胞毒性形态学定性分级

级别	反应程度	观察全部培养细胞
0	无	胞浆内有离散颗粒，无细胞溶解，无细胞增殖下降情况
1	轻微	不超过 20% 的细胞呈圆形，体积缩小，疏松贴壁，胞浆内无颗粒或显示形态学方面的改变；偶见细胞溶解；仅观察到轻微的细胞生长抑制现象
2	轻度	不超过 50% 的细胞呈圆形，体积缩小，无胞浆内颗粒，无大范围细胞溶解；可观察到不超过 50% 的细胞生长抑制现象
3	中度	不超过 70% 的细胞层包含圆缩细胞或溶解细胞；细胞层未被完全破坏，但可观察到超过 50% 的细胞生长抑制现象
4	重度	细胞层被几乎完全或完全破坏

表 1 - 2　琼脂和滤膜扩散试验以及直接接触试验反应分级

级别	反应程度	观察反应区域
0	无	试样周围和试样下方未观察到反应区域；试样下方有一些畸形细胞
1	轻微	试样下方有一些畸形细胞或退化细胞
2	轻度	反应区域局限在试样下方范围
3	中度	反应区域超出试样尺寸至 1.0 cm
4	重度	反应区域超出试样 1.0 cm 以上

按照表 1-1 和表 1-2 的分级方法，分级大于 2 级时被认为有细胞毒性作用。

定量评价指测定细胞死亡、细胞生长抑制、细胞增殖或集落形成，可以用客观的方法对细胞数量、蛋白总量、酶的释放、活体染料的释放、活体染料的还原或其他可测定的参数进行定量测试。试验报告中应记录使用的客观方法和反应。

细胞活性下降大于 30%，表明有细胞毒性反应。对于替代细胞系或多层式组织结构，其他判定标准应对不同的分界点或可接受的试验与对照结果的比例进行论证。

根据不同类型的生物材料测试，细胞毒性的测定方法主要包括以下几种：

1. MTT 检测法

MTT〔3-(4,5-二甲基-2-噻唑)-2,5-二苯基四氮唑溴盐〕，又称噻唑蓝，是一种黄色四唑盐，能够被活细胞线粒体中的琥珀酸脱氢酶还原为水不溶性的蓝紫色结晶——甲瓒（Formazan）。甲瓒结晶会沉积在细胞中，而死细胞由于缺乏这种酶的活性，无法进行还原反应。通过加入二甲基亚砜（DMSO）溶解细胞中的甲瓒结晶，然后使用酶联免疫检测仪（酶标仪）在波长为 490 nm 或 570 nm 处测定其吸光度。在一定细胞数范围内，MTT 结晶形成的量与细胞数成正比，因此可以通过测定吸光度来间接反映活细胞的数量，从而间接评价细胞毒性。MTT 检测法适用于各种生物材料的细胞毒性测试，尤其是那些需要评估材料对细胞代谢活性影响的生物材料。

2. CCK-8 检测法

CCK-8 是一种基于 WST-8〔2-(2-甲氧基-4-硝基苯基)-3-(4-硝基苯基)-5-(2,4-二硫代苯基)-2H-四唑盐酸盐〕的细胞增殖和细胞毒性检测试剂盒。用 CCK-8 检测法进行细胞毒性测试的原理基于 WST-8 的还原反应。WST-8 是一种水溶性的四唑盐，在细胞内的脱氢酶作用下，会被还原为具有高度水溶性的橙黄色甲瓒染料。生成的甲瓒染料的量与活细胞的数量成正比。在细胞毒性测试中，细胞毒性越大，活细胞数量越少，还原生成的甲瓒染料量也越少，因此通过测定甲瓒染料的生成量，可以间接反映细胞的活性和毒性。将 CCK-8 试剂加入细胞培养液中，经过一段时间的反应后，使用酶标仪在波长为 450 nm 处测定吸光度，从而对细胞的增殖和毒性进行量化评估。

3. LDH 检测法

LDH，也叫乳酸脱氢酶，是一种存在于细胞内的酶。当细胞膜受损时，LDH 会释放到培养基中。通过测量培养基中 LDH 的活性，我们可以评估细胞膜的完整性，从而判断细胞是否受到毒性损伤。LDH 检测法适用于评估生物材料引起的细胞膜损伤程度，特别是那些可能导致细胞膜破坏的材料。

4. 琼脂扩散法

将生物材料或其浸提液放置在含有凝胶的培养基表面，细胞在凝胶下方生长。如果材料具有细胞毒性，将在材料下方形成无细胞生长的区域。我们可通过观察和测量这些区域来评估细胞毒性。琼脂扩散法适用于评估生物材料对细胞生长的直接影响，尤其是那些可能通过直接接触影响细胞生长的材料。

5. 直接接触法

可将生物材料直接放置在细胞培养的表面，通过观察细胞在材料上的形态和生长情况来评估细胞毒性。直接接触法适用于评估生物材料表面特性对细胞生长和形态的影响，尤其是需要直接与细胞接触的材料。

（六）细胞增殖测试

细胞增殖测试方法是用于评估细胞在生物材料表面或培养基中的增殖能力的一类常用方法。这些方法可根据原理和操作步骤的不同分为如下几个主要类别：

1. MTT 检测法

与用 MTT 检测法进行细胞毒性测试的原理相同，MTT 能够被活细胞线粒体中的琥珀酸脱氢酶还原形成蓝紫色的甲瓒结晶，甲瓒结晶溶解在 DMSO 中，可以使用酶标仪测定其吸光度，从而间接评价细胞增殖率。MTT 检测法适用于贴壁生长的细胞，不适合悬浮细胞。

2. CCK-8 检测法

与用 CCK-8 检测法进行细胞毒性测试的原理相同，加入 CCK-8 试剂后，细胞能产生水溶性的橙黄色甲瓒，其生成量能间接反映细胞的增殖状况。CCK-8 检测法适用于悬浮细胞和贴壁细胞的检测，操作简便，对细胞几乎没有毒性。

3. BrdU/EdU 检测法

BrdU（5-溴脱氧尿嘧啶核苷）和 EdU（5-乙炔基-2'-脱氧尿嘧啶核苷）是核苷类似物，可以掺入新合成的 DNA 中。我们可通过使用特异性抗体或荧光标记来检测这些标记物的掺入，从而评估细胞的增殖。BrdU/EdU 检测法适用于需要精确测定 DNA 合成和细胞增殖情况的实验，如肿瘤细胞增殖研究。

4. ATP 检测法

ATP（三磷酸腺苷）是细胞代谢活跃的标志物。通过测量细胞内 ATP 的含量，我们可以评估细胞的活性和增殖状态。ATP 检测法适用于需要快速评估细胞活性和增殖的实验，尤其是在高通量筛选中。

5. 荧光染料示踪法

荧光染料示踪法使用 CFSE（碳氟蓝）或 CytoTell 等荧光染料标记细胞。随着细胞分裂，荧光染料在子细胞间均匀分布，导致荧光强度减半。荧光染料示踪法适用于需要长期跟踪细胞分裂和增殖的实验，如干细胞研究。

6. 集落形成检测

将细胞以低密度铺板，允许细胞生长并形成集落，我们通过统计集落的数量来评估细胞的增殖能力。集落形成检测适用于评估细胞群体依赖性和增殖能力，如肿瘤细胞的集落形成能力。

综上所述，细胞增殖测试方法的选择取决于实验目的、细胞类型、生物材料特性以及实验条件等因素。

（七）细胞黏附测试

细胞黏附测试方法用于评估细胞是否能够黏附在生物材料表面。根据原理和操作步骤的不同，这些方法可以分为四个主要类别：直接观察法、细胞计数法、细胞色素释放法、细胞生存率测定法。这些方法可以根据实验需要和研究目的的不同进行选择，并结合其他评估生物材料—细胞相互作用的技术，如细胞形态观察、细胞功能检测等，从而全面评估细胞在生物材料上的黏附情况。

（八）细胞迁移及侵袭

生物材料的细胞生物学评价还可以包括评估细胞在生物材料表面的迁移和侵袭能力。这些评估通常使用细胞迁移试验或侵袭试验，例如划痕愈合实验、Transwell 迁移实验、Transwell 侵袭实验。

（九）免疫反应评估

细胞生物学评价还可以包括评估生物材料对免疫系统的影响。这包括评估生物材料是否引起免疫反应、炎症反应以及细胞因子的释放等，通常使用细胞因子释放实验、细胞表面标记物检测实验、细胞活性测定实验、细胞内信号通路分析实验。

二、体内生物相容性评价

对生物材料进行动物体内测试评估的作用如下：

（1）模拟体内环境：动物体内测试能够更真实地模拟人体内的生理环境，包括细胞相互作用、组织反应、免疫反应等复杂生物学过程。相比于体外实验，动物体内测试更能反映生物材料在体内的真实情况。

（2）评估生物相容性：动物体内测试能够评估生物材料与宿主组织的相容性，包括是否引起炎症反应、免疫反应等。这对于预测生物材料在人体内的耐受性和安全性至关重要。

（3）观察生物材料降解：动物体内测试可以观察生物材料的降解过程及其产物在体内的代谢途径。这有助于了解生物材料的生物降解性能和对宿主组织的影响。

（4）评估生物活性：某些生物材料具有促进组织再生、抗菌等生物活性。通过动物体内测试，我们可以评估生物材料对组织修复和生物活性的影响，为其在临床应用中提供科学依据。

（5）预测临床效果：动物体内测试的结果可为生物材料在临床应用中的效果提供初步预测。通过观察生物材料在动物体内的行为，我们可以初步判断其在人体内的性能和效果。动物体内测试评估是生物材料研究和开发过程中不可或缺的重要环节，能够为生物材料的设计、优化和临床转化提供关键性的数据和信息。

1. 术前准备

生物材料动物实验的术前准备是确保实验顺利进行、动物健康安全的关键步骤。以下是一般性的术前准备步骤：清洁和消毒手术台、手术器械、手术服和其他相关设备，以减少手术中的感染风险；准备所需的手术器械，包括手术刀、缝合线、镊子、注射器等，并确保其处于清洁和可用状态；根据动物的品种、体重和手术类型，选择合适的麻醉药物和镇痛药物，并确保麻醉器械的正常工作；在手术前适当控制动物的饮食和饮水，以确保手术时动物处于合适的生理状态；对动物进行术前检查，包括体温、心率、呼吸频率等生理参数的测量，以确保动物健康状况符合手术要求；对手术区域进行适当的清洁和消毒，以减少手术中的感染风险，并为手术创口提供良好的工作环境；记录动物的个体信息、手术类型、手术日期等重要信息，并在动物身上标识出手术部位，以确保手术操作的准确性。

植入性生物材料在进行动物实验前必须经过严格的灭菌，其处理方法通常根据材料的性质、灭菌的目的和实验设计等因素进行分类。常用方法包括：热湿灭菌（蒸汽灭菌）、化学灭菌、辐射灭菌、过滤灭菌、超声波灭菌、冷冻灭菌、离子气体灭菌。

2. 动物模型的建立

生物材料动物实验的动物类型和动物模型选择是根据研究的目的、生物材料的应用和实验设计等因素来确定的。以下是一些常见的动物类型、动物模型选择和创建方法：

（1）动物类型：小型动物包括小鼠、大鼠、豚鼠等，通常用于初步的生物材料评估和毒性试验，其优点在于繁殖周期短、成本低廉和相对易于管理；中大型动物包括兔子、猪、犬、猴等，用于更接近人类生理和解剖结构的实验，特别是用于生物材料植入和组织工程等研究；非人灵长类动物包括猕猴、长尾猴等，具有更高的生理和行为相似性，适用于特定的疾病模型和行为学研究。

（2）动物模型选择和创建方法：遗传改造动物模型是指通过基因编辑技术或转基因技术创造的具有特定遗传背景或表型的动物模型，例如疾病模型、药物代谢模型等；手术建立动物模型是指通过手术操作来模拟特定的疾病或损伤的动物模型，例如创伤模型、缺血再灌注模型等，然后将生物材料植入或应用于这些模型中；化学诱导动物模型是指通过注射特定化学物质或药物来诱导特定的生理或病理状态的动物模型，例如肿瘤模型、免疫反应模型等；自然发病动物模型是指利用自然界中已存在的动物疾病的动物模型，例如使用老年动物或特定品种的动物来研究衰老相关的生物材料效果。

在选择和创建动物模型时，需要充分考虑实验的科学目的、伦理道德要求、动物福利等因素，以确保实验的合理性和可靠性。动物伦理道德要求是指在进行动物实验或使用动物作为研究对象时，必须遵守的伦理原则，即"3R 原则"［Replacement（替代）、Reduction（减少）、Refinement（优化）］，这也是动物伦理的核心原则。具体而言，尽可能通过用其他实验替代动物实验、减少动物数量、优化动物实验条件和技术这三种途径，保障动物的福利和权益。动物伦理要求旨在确保在动物实验中尊重动物的权益和福利，同时确保科学研究的准确性和可靠性。

3. 术中事项

在动物实验手术过程中，需要特别注意一些重要的注意事项，以确保手术过程的顺利进行、动物的安全和福利受到保护。以下是一些常见的术中注意：在手术过程中要保持无菌操作，避免污染手术区域和器械，以减少术后感染的风险；确保动物在手术过程中处于充分的麻醉状态，监测麻醉深度和呼吸情况，及时调整麻醉药物的剂量；在可能的情况下，使用局部麻醉减轻动物的疼痛和不适感。在手术中及时止血，避免术中和术后出血，保持手术区域清洁；选择适当的切口位置和方式，减少对动物的伤害和干扰，尽量减少创伤。在手术过程中保持动物的体温，可以使用加热垫或灯泡等方式维持体温。持续监测动物的生理指标，如体温、心率、呼吸频率等，及时发现异常情况并采取相应的措施。保持动物术中水分和营养的平衡，避免术中脱水和营养不良。尽量减少手术时间，避免长时间的手术过程对动物的影响。及时记录术中观察到的情况和操作步骤，以便术后分析和评估。

4. 培养中期观测及监护

动物实验培养中期观测及监护是确保动物在实验过程中保持良好健康状态的关键步骤，主要关注实验动物的体重变化、食物摄入量、行为活动、皮肤和毛发状态、生理指标监测。

5. 术后取材，动物处置

动物实验术后的取材方法可以根据实验设计、研究目的以及待研究的生物材料特性进行选择，包括活体或死体的取材。对生物材料进行细胞学观察或组织学分析来评估生物材料的细胞形态、组织结构以及组织反应等。将取得的生物材料样本固定、切片，并进行染色和显微镜观察。

动物实验结束后，应采取人道、合法的方式对动物进行安乐处置，尽量确保动物在离世过程中免受痛苦。处死方法如下：①安乐死（安乐处置）：采用合适的麻醉药物或其他无痛的方式使动物安详地离世，以减轻动物的痛苦和不适。②CO_2麻醉：将动物置于含有 CO_2 气体的密闭容器中，使其缺氧诱导麻醉和死亡，常用于小鼠、大鼠等小型实验动物的处死。③电击法：施加电击使动物迅速失去意识并死亡，常用于禽类和家兔等动物的处死。

6. 样品处理及保存

（1）活体样品检测：活体样品检测在动物实验中扮演着重要的角色，可以用于评估动物的生理状态、药效、疾病进展等。活体样品检测包括药物疗效评估、生物材料生物相容性评价（监测生物材料植入部位的炎症反应、组织愈合情况，如皮肤红肿、局部温度变化、组织切片染色等）、药物毒性实验（监测药物给药后的毒性反应，如体重变化、生理指标变化、组织病理学检查等）。以上列举的测试方法并不全面，具体的操作步骤会根据实验设计、动物模型以及研究目的的不同而有所差异。在进行活体检测时，我们需要根据实验的需要选择合适的测试方法，并严格按照操作规程进行操作，确保实验结果的准确性和可靠性。同时，我们也需要注重动物的福利和伦理问题，尽量减少动物的不适和痛苦。

（2）死体样本取材：死体样本取材方法的选择应根据具体的检测目标和研究需求进行，通常将取得的组织样本进行固定、包埋、切片等处理后，保存在标准的切片盒中，一般用甘油或生理盐水进行冷冻保存，或者进行石蜡包埋后保存。死体样本取材适用于形态学观察、免疫组化、细胞学分析等各种检测目标。常见死体样本分析测试方法有：免疫组化（Immunohistochemistry，IHC）、组织学分析、组织切片免疫荧光染色法、动物组织聚合酶链式反应（PCR）、蛋白印迹分析（Western Blot）、HE 染色（Hematoxylin - Eosin staining）、Masson 染色、基因表达分析。

第五节　生物材料的功效评价

生物材料的体外功效评价对于其在临床应用和生物医学研究中起着至关重要的作用。它可以帮助验证生物材料是否具有预期的功能性能，进而帮助优化生物材料的设计，如评估载药生物材料生物活性、药物释放性、促成血管能力等，以确保其在体内应用时能够达到预期的治疗效果。此外，通过评估不同材料配方、处理方法或表面改性对体外功效的影响，我们可以优化生物材料的性能，提高其在体内的稳定性和效果，为生物材料的临床应用和生物医学研究提供可靠的科学依据和支持。

一、生物活性评价

生物活性评价一般指评估生物材料是否具有促进特定生物体内生理过程的活性。

1. 促进骨组织形成

目前，已知的能够协助人体骨再生、帮助重建骨组织的生物工程材料设计方案种类繁多，包括但不限于：①负载生物活性因子的释放系统：主要包括载体材料［一般采用具有良好生物相容性和可降解性的聚合物或陶瓷材料作为载体，如羟基磷灰石（HA）、β - 三钙磷酸钠（β - TCP）、聚乳酸 - 聚乙二醇（PLA - PEG）等］、生物活性因子［主要包括骨形态发生蛋白（BMP）、骨桥蛋白（OPN）、血管内皮生长因子（VEGF）等］。②载细胞的组织工程支架：通常包括载体材料（如胶原、明胶、明胶葡聚糖等）、细胞种子（成骨细胞、骨髓基质干细胞等具有骨组织形成潜能的细胞）。

常见的检测生物材料体外促进骨再生或骨组织重建的表征方法有：细胞增殖和分化分析、细胞迁移和侵袭分析、基因表达分析、蛋白质表达分析、细胞形态和结构分析。

2. 促血管新生（血管生成）及促凝血

促血管新生（血管生成）及促凝血的生物材料通常由生物降解性支架材料（如生物降解性聚合物、胶原蛋白）、生物活性因子（如 VEGF）组合而成，能够促进血液凝块的形成，加速伤口愈合和血管修复。促血管新生（血管生成）及促凝血的表征测试手段有：管状结构形成实验、细胞迁移和侵袭实验、血管生成因子的检测、凝血酶原时间（PT）试验、部分凝血活酶时间（APTT）试验、血小板聚集试验、纤维蛋白原含量测定、血栓形成模型。

3. 促神经再生

生物材料可通过提供支架结构、神经营养因子和生物导向分子等方式促进受损神经的再生和修复。神经再生的代表性生物材料包括：生物降解性支架材料（如胶原蛋白基质）、神经生长因子（NGF）［如神经营养因子（NTF）、脑源性神经营养因子（BDNF）］。在体外评价生物材料促进神经再生的表征测试手段主要有：神经细胞培养、神经突触形成实验、神经元细胞增殖和生存分析、神经元分化和轴突生长分析、神经营养因子的检测、电生理分析。

4. 治疗肿瘤，抑制癌症

生物材料在抑制肿瘤癌细胞方面的设计研发可以基于多种策略，包括但不限于：①释放抗癌药物的纳米载体：将抗癌药物载入纳米材料中，通过控制释放速率和靶向性来抑制肿瘤生长。例如，PLA – PEG 纳米粒子载体可用于包载化疗药物，如阿霉素。②抗癌药物的载体和释放系统：设计具有特定结构和功能的载体，如微球、纳米纤维和水凝胶，通过控制释放速率和位置来释放抗癌药物。例如，利用微球包裹抗癌药物，并通过特定的生物材料释放系统实现药物的逐渐释放。③免疫调节材料：设计可调节免疫系统的生物材料，通过增强机体自身的免疫应答来抑制肿瘤生长。例如，可以设计出具备激活免疫细胞（如树突状细胞和 T 细胞）功能的载体材料，增强免疫细胞对肿瘤细胞的攻击能力。④生物活性分子的载体：设计具有特定生物活性分子（如抑制肿瘤血管生成的因子或促进凋亡的因子）的载体材料，通过释放这些生物活性分子来抑制肿瘤生长。例如，我们将血管生成的抑制因子如 Angiostatin 包裹在聚乳酸 – 聚己内酯（PLA – PCL）纳米粒子中，通过靶向性释放来抑制肿瘤的血管生成。⑤靶向肿瘤细胞的生物材料：设计具有特异性靶向肿瘤细胞的生物材料，通过识别和结合肿瘤细胞表面的靶标分子来抑制肿瘤生长。例如，我们利用抗体或配体修饰的纳米粒子，靶向性地识别和结合肿瘤细胞表面的特定受体或分子，从而实现针对性地抑制肿瘤生长。在体外评价生物材料对癌细胞的抑制和杀伤作用的表征测试手段主要有：细胞增殖和生存分析、细胞凋亡分析、T 细胞周期分析、细胞迁移和侵袭分析、蛋白质表达分析、基因表达分析、形态学观察、抑制癌细胞血管生成分析。

二、药物释放性评价

对具有药物释放性的生物材料进行评估，包括药物释放速率、药物稳定性以及对释放药物的控制能力。

1. 体外药物释放度试验

体外药物释放度试验是指通过模拟体内条件（如温度、pH 值、搅拌速率等），对制剂进行药物释放速率试验。药物释放速率可以通过测定在不同时间点释放到介质中的药物浓度来评估。常用的方法有透析法和离心法，透析法利用半透膜的性质分离小分子药物和大分子聚合物载药纳米胶束，而离心法则通过离心力分离不同密度的物质，适用于蛋白质类药物的释放测试。

2. 药物稳定性试验

药物稳定性试验包括长期稳定性试验、加速稳定性试验和强制条件试验。这些试验旨在评估药物在不同条件下（如温度、湿度、光照等）的稳定性，以及药物在储存和运输过程中的稳定性。我们通过监测药物的生物学活性、纯度、含量等指标，可以评估药物的稳定性。

3. 评估释放药物的控制能力

药物累积释放率的计算：通过测定累积释放药物量，可以评估材料对药物释放的控制能力。药物累积释放率可以通过公式计算，其中涉及药物累积释放量、纳米粒子释放出的药物质量以及纳米粒子所载药物总质量。

4. 释放曲线的绘制

我们通过绘制药物累积释放率与时间的曲线，可以直观地展示药物释放的动态过程，从而评估材料对药物释放的控制能力。

这些评估方法的原理和应用范围涵盖了从药物的体外释放特性到稳定性和控制能力的全面评价，为药物递送系统的设计和优化提供了重要的科学依据。

三、细胞信号通路影响评价

细胞信号通路影响评价检测细胞内信号分子的变化，如蛋白激酶活性、基因表达等，评估生物材料对细胞信号通路的影响，进而评价细胞凋亡、增殖、分化等，以了解其在组织工程和细胞治疗中的作用机制。评价生物材料对细胞信号通路影响的主要方法包括以下几种：

1. 基因/蛋白质组学技术

基因/蛋白质组学技术是指通过分析生物材料处理后的细胞中的基因表达和蛋白质水平的变化，来评估生物材料对细胞信号通路的影响。这包括使用高通量测序技术（如 RNA – seq）来分析基因表达的变化，以及采用质谱或 Western Blot 等方法来检测蛋白质表达和修饰的变化。

2. 免疫荧光染色和免疫组化

免疫荧光染色是指利用特异性抗体对细胞内特定蛋白质进行标记，通过荧光显微镜观察蛋白质在细胞内的分布和定位，推断信号通路的激活状态。免疫组化则通过组织切片中的染色来评估蛋白质在组织水平上的表达和定位。

3. 流式细胞术

流式细胞术是指通过检测细胞表面标志物或内部因子的荧光标记，对细胞群体中的信号通路活性进行定量分析。该方法可以快速评估大量细胞的信号通路状态，适用于评估生物材料对细胞群体行为的影响。

4. 细胞活性和增殖分析

采用 MTT、MTS、BrdU/EdU 等检测法评估细胞的增殖和活性，间接反映生物材料对细胞信号通路的影响。细胞的增殖和活性受到细胞周期调控和生存信号通路的控制，因此这些方法可以用来评估生物材料对这些信号通路的潜在影响。

5. 基因沉默技术

基因沉默技术是指通过特异性小干扰 RNA（siRNA）技术沉默目标基因的表达，研究该基因在细胞信号通路中的作用。我们通过比较生物材料处理前后细胞信号通路的变化，可以评估生物材料对特定信号通路的影响。

6. 信号通路特异性抑制剂或激动剂

使用已知的信号通路特异性抑制剂或激动剂处理细胞，然后评估生物材料对这些信号通路的调控作用。我们通过观察抑制剂或激动剂处理后细胞信号通路的变化，可以推断生物材料对这些通路的影响。

7. 单细胞分析技术

利用单细胞等离激元免疫夹心法（scPISA）等技术，对单个活细胞内的低拷贝数蛋白质进行分析。这种方法可以在单细胞水平上评估生物材料对信号通路的影响，揭示细胞内信号传递的异质性。

这些方法可以单独使用，也可以结合使用，以获得更全面的信息，从而深入理解生物材料对细胞信号通路的影响。

四、免疫调节功能评价

在体外培养的免疫细胞中，通过添加生物材料提取物或与生物材料直接接触，评估生物材料对免疫系统的影响。评估指标包括炎症反应、细胞因子释放、免疫细胞活性等。以下是一些常用的评价方法及其原理：

1. 细胞活性和增殖测试

我们通过评估生物材料处理后免疫细胞的活性和增殖能力，可以间接反映材料对细胞免疫功能的影响。常用的技术包括 MTT 检测法、BrdU 检测法等。

2. 细胞因子释放分析

生物材料可以影响免疫细胞产生和释放细胞因子。我们可以通过酶联免疫吸附试验（ELISA）、酶联免疫斑点试验（ELISPOT）或细胞因子芯片等技术，定量分析细胞因子的表达水平，从而评估生物材料的免疫调节功能。

3. 流式细胞术

利用流式细胞术可以对免疫细胞表面标志物进行定量分析，从而评估生物材料对免疫细胞极化状态的影响。例如，我们通过检测 $CD4^+$ 和 $CD8^+$ 这两种 T 细胞的比例，可以评估材料对免疫反应的调节作用。

4. 基因表达分析

我们通过定量 PCR 或 RNA 测序技术，可以分析生物材料处理后免疫细胞中特定基因的表达变化。这有助于了解生物材料如何影响免疫细胞的基因调控网络。

5. 细胞迁移和侵袭测试

生物材料可以影响免疫细胞的迁移和侵袭能力。我们可以通过 Transwell 迁移实验或 Boyden 侵袭实验，评估材料对免疫细胞迁移行为的影响。

6. 细胞凋亡分析

我们可以通过 Annexin V/PI 双染法结合流式细胞术，检测生物材料处理后免疫细胞的凋亡情况。这有助于评估材料对免疫细胞生存状态的调节作用。

这些方法可以根据研究的具体目的和生物材料的特性进行选择和组合，以全面评估生物材料对细胞体外免疫调节功能的影响。

五、抗菌性评价

评估生物材料的抗菌性能，包括抑制细菌生长和传播的能力。主要包括：

1. 定量法

定量法是指通过测量抗菌效果的数量指标来评估生物材料的抗菌性能，通常使用菌落计数法或最小抑菌浓度法来评估生物材料的抗菌性能。菌落计数法是通过计算生物材料处理后的细菌菌落形成单位数目来定量评价抗菌效果；最小抑菌浓度法是确定能够完全抑制细菌生长的最低材料浓度。

2. 定性法

定性法是指通过观察生物材料对细菌的抑制或杀灭效果来进行定性评估，包括对细菌形态的观察（如显微镜下的形态观察）、对生长环境的观察（如培养基上的细菌生长情况）等。定性法更适用于初步筛选和简单评估抗菌性能。

参考文献

［1］ MITRAGOTRI S, LAHANN J. Physical approaches to biomaterial design ［J］. Nature materials, 2009, 8（1）: 15-23.

［2］ LANGER R, TIRRELL D A. Designing materials for biology and medicine ［J］. Nature, 2004, 428（6982）: 487-92.

［3］ OWENS III D E, PEPPAS N A. Opsonization, biodistribution, and pharmacokinetics of polymeric nanoparticles ［J］. International journal of pharmaceutics, 2006, 307（1）: 93-102.

［4］ WANG M D, SHIN D M, SIMONS J W, et al. Nanotechnology for targeted cancer therapy ［J］. Expert review of anticancer therapy, 2007, 7（6）: 833-837.

［5］ BLATTMAN J N, GREENBERG P D. Cancer immunotherapy: a treatment for the masses ［J］. Science, 2004, 305（5681）: 200-205.

［6］ YANG S H, HSU C K, WANG K C, et al. Tricalcium phosphate and glutaraldehyde crosslinked gelatin incorporating bone morphogenetic protein—a viable scaffold for bone tissue engineering ［J］. Journal of biomedical materials research part b: applied biomaterials, 2005, 74（1）: 468-475.

［7］ CHAMPION J A, MITRAGOTRI S. Role of target geometry in phagocytosis ［J］. Proceedings of the national academy of sciences, 2006, 103（13）: 4930-4934.

［8］ TAO S L, DESAI T A. Micromachined devices：the impact of controlled geometry from cell-targeting to bioavailability ［J］. Journal of controlled release, 2005, 109（1 － 3）：127 － 138.

［9］ GRAZIANO A, D′AQUINO R, ANGELIS M G C D, et al. Scaffold's surface geometry significantly affects human stem cell bone tissue engineering ［J］. Journal of cellular physiology, 2008, 214（1）：166 － 172.

［10］ MILNER K R, SIEDLECKI C A. Submicron poly（L-lactic acid）pillars affect fibroblast adhesion and proliferation ［J］. Journal of biomedical materials research part a, 2007, 82（1）：80 － 91.

［11］ SHEN H, TAN J, SALTZMAN W M. Surface-mediated gene transfer from nanocomposites of controlled texture ［J］. Nature materials, 2004, 3（8）：569 － 574.

［12］ CHEN C S, MRKSICH M, HUANG S, et al. Geometric control of cell life and death ［J］. Science, 1997, 276（5317）：1425 － 1428.

［13］ REHFELDT F, ENGLER A J, ECKHARDT A, et al. Cell responses to the mechano-chemical microenvironment—implications for regenerative medicine and drug delivery ［J］. Advanced drug delivery reviews, 2007, 59（13）：1329 － 1339.

［14］ DEE K C, PULEO D A, BIZIOS R. An introduction to tissue-biomaterial interactions ［M］. Hoboken：John Wiley & Sons, 2003.

［15］ ZIVIC F, AFFATATO S, TRAJANOVIC M, et al. Biomaterials in clinical practice：advances in clinical research and medical devices ［M］. Berlin：Springer, 2017.

［16］ GHASEMI-MOBARAKEH L, KOLAHREEZ D, RAMAKRISHNA S, et al. Key terminology in biomaterials and biocompatibility ［J］. Current opinion in biomedical engineering, 2019, 10：45 － 50.

［17］ LEE K H, LEE D W, KANG B C. The 'R' principles in laboratory animal experiments ［J］. Laboratory animal research, 2020, 36（1）：1 － 3.

［18］ AGGARWAL D, KUMAR V, SHARMA S. Drug-loaded biomaterials for orthopedic applications：a review ［J］. Journal of controlled release, 2022, 344：113 － 133.

［19］ TIBBITT M W, LANGER R. Living biomaterials ［J］. Accounts of chemical research, 2017, 50（3）：508 － 513.

［20］ BRIQUEZ P S, CLEGG L E, MARTINO M M, et al. Design principles for therapeutic angiogenic materials ［J］. Nature reviews materials, 2016, 1（1）：1 － 15.

［21］ DARNELL M, MOONEY D J. Leveraging advances in biology to design biomaterials ［J］. Nature materials, 2017, 16（12）: 1178 – 1185.

［22］ WANG Y L, ZHANG H, HU Y, et al. Bone repair biomaterials: a perspective from immunomodulation ［J］. Advanced functional materials, 2022, 32（51）: 1 – 23.

［23］ Biological evaluation of medical devices—part 1: evaluation and testing within a risk management process: ISO 10993 – 1 ［S］. International Organization for Standardization, 2018.

［24］ Association for the Advancement of Medical Instrumentation. Biological evaluation of medical devices—part 2: animal welfare requirements: ANSI／AAMI／ISO 10993 – 2: 2006 ［S］. American National Standards Institute, 2006.

［25］ Biological evaluation of medical devices—part 3: tests for genotoxicity, carcinogenicity and reproductive toxicity: ISO 10993 – 3 ［S］. International Organization for Standardization, 2014.

［26］ Biological evaluation of medical devices—part 10: tests for irritation and skin sensitization: ISO 10993 – 10 ［S］. International Organization for Standardization, 2010.

［27］ Biological evaluation of medical devices—part 20: principles and methods for immunotoxicology testing of medical devices: ISO／TS 10993 – 20 ［S］. International Organization for Standardization, 2006.

第二章 药物载体的制备及评价

药物载体是为了改善药物的生物利用度而采用的药物装载、递送和控制释放系统，以期延长体内药物作用、降低药物代谢、降低药物毒性或提高药物传递到药理作用靶点的有效性。药物载体的种类主要包括：脂质体、胶束、高分子纳米颗粒、树枝状大分子、微球、纳米凝胶及水凝胶等。由于药物的不良反应及耐药性、靶向性差等，很多药物尤其是抗肿瘤药物等应用受到限制，因此借助一种可以有效负载和控制药物释放的药物载体具有重要的意义。

本章主要以姜黄素（Curcumin）、罗丹明 B（Rhodamine B）、二甲双胍（Metformin）、茶多酚（Tea polyphenols）和白蛋白分别作为疏水药物、亲水药物和蛋白药物模型，脂质体、水凝胶和改性聚己内酯材料分别作为纳米药物载体和局部给药载体，介绍药物载体的制备及评价方法。

实验一 载姜黄素脂质体的制备及粒度分析

一、背景介绍

脂质体一般是由磷脂在水中自组形成的具有中空核心的类细胞膜结构，如图 2-1（a）所示。脂质体可作为疏水性药物、亲水性药物及双亲性药物载体，具有生物相容性、生物降解性、无毒和非免疫原性等优点，与哺乳动物细胞膜之间有良好相互作用，能促进其被细胞有效地摄取。目前，脂质体作为小分子药物、蛋白质、核酸和显像剂的递送载体被广泛使用，已经开发了如肠胃外、肺、口服、透皮、眼科和鼻腔等不同的给药途径。此外，脂质体在食品和化妆品领域也得到了广泛的应用。

甘油磷脂（GP）、鞘磷脂（SM）和胆固醇（Chol）是上市产品中脂质体使用的基本成分，如图2-1（b-d）所示。甘油磷脂中甘油连接一对疏水性脂肪酸链和亲水性极性基团；R_1和R_2可以是饱和脂肪酸或不饱和脂肪酸，如癸酸、月桂酸、棕榈酸、油酸、肉豆蔻酸、硬脂酸和芥酸；R_3可以是磷脂酰胆碱（PC）、磷脂酰乙醇胺（PE）、磷脂酰丝氨酸（PS）、磷脂酰肌醇（PI）、磷脂酸（PA）、磷脂酰甘油（PG）和心磷脂（CL）等。在生理pH值下，不同的头部基团为脂质体提供负电荷（PA、PS、PG和CL）或中性电荷（PC和PE）。鞘磷脂具有与甘油磷脂相似的结构，只是甘油被鞘氨醇取代。胆固醇是脂质体双层的另一个主要成分，可用于几乎所有商业产品，胆固醇的加入可以促进脂质链的堆积和双层形成，调节膜的流动性/刚性，并进一步影响药物释放、脂质体的稳定性和胞吐动力学。

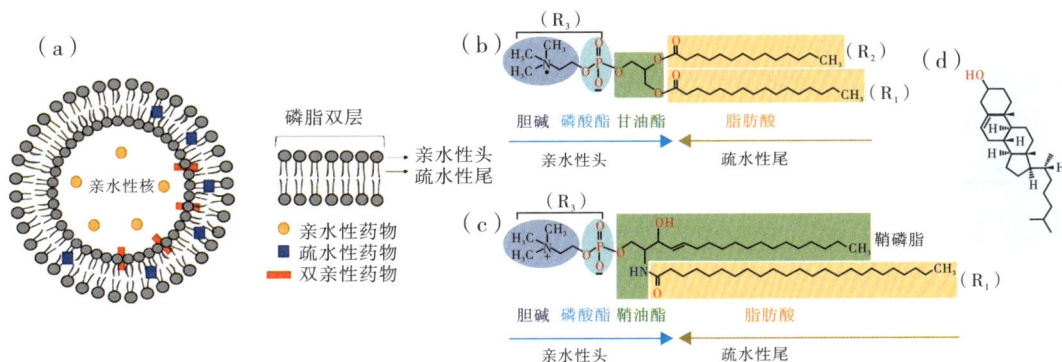

图2-1　脂质体结构图

姜黄素，结构式为（1E，6E）-1，7-双-（4-羟基-3-甲氧基苯基）-庚-1，6-二烯-3，5-二酮，具有酚羟基、二酮基团以及其他碳配体的两个活性位点，二酮部分与烯醇互变异构，如图2-2所示。姜黄素是一种从姜科植物姜黄等的根茎中提取得到的天然多酚化合物，具有抗肿瘤、抗炎、抗氧化、抗菌和促进伤口愈合等作用，并在阿尔茨海默病方面表现出较好的疗效。但姜黄素的疏水性、碱性pH条件下的低稳定性、代谢快等缺点，降低了生物利用度，使其治疗应用受到限制，因此选择和使用合适的药物载体，具有重要的临床意义。

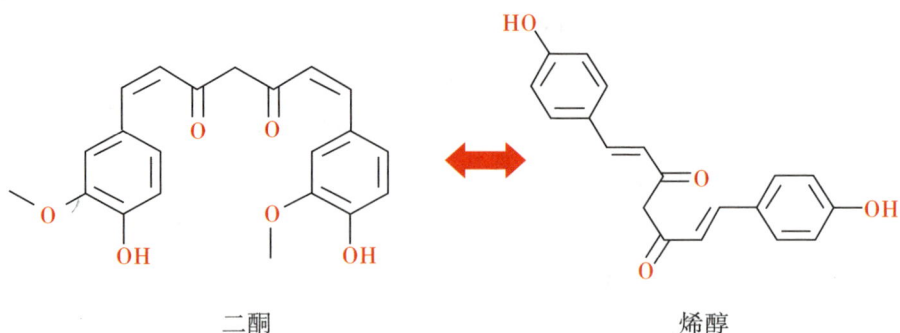

二酮   烯醇

图 2 - 2   姜黄素分子结构

二、实验目的

（1）掌握脂质体的制备方法。

（2）掌握旋转蒸发仪的工作原理及操作。

（3）掌握胶体粒径测量技术，并熟悉激光纳米粒度仪的使用方法。

三、实验材料与仪器

1. 实验材料

主要实验材料如表 2 - 1 所示。

表 2 - 1   主要实验材料一览表

实验材料	生产厂家	规格/级别
L - α - 磷脂酰胆碱	Sigma - Aldrich	AR
姜黄素	广州硕恒生物科技有限公司	纯度 98%
胆固醇	Sigma - Aldrich	AR
磷酸缓冲盐溶液（PBS）	HyClone	1 ×
乙醇	广州化学试剂厂	AR

2. 实验仪器

主要实验仪器如表 2 - 2 所示。

表 2 - 2 主要实验仪器一览表

实验仪器	生产厂家	型号
真空旋转蒸发仪	上海亚荣生化仪器厂	RE - 2000A
激光纳米粒度仪	英国马尔文仪器有限公司	Zetasizer Nano ZS
台式离心机	北京雷勃尔医疗器械有限公司	LD - 52A

四、实验方法与步骤

1. 安装真空旋转蒸发仪

（1）按图 2 - 3 连接好真空旋转蒸发仪，调整高度。真空旋转蒸发仪是一台电机带动蒸馏瓶旋转的减压蒸馏装置，可用于回收和蒸发有机溶剂。蒸馏瓶的持续旋转可避免加热暴沸，同时由于旋转，液体会在蒸馏瓶壁上形成一层液膜，加大液体面积，加快蒸发速度。

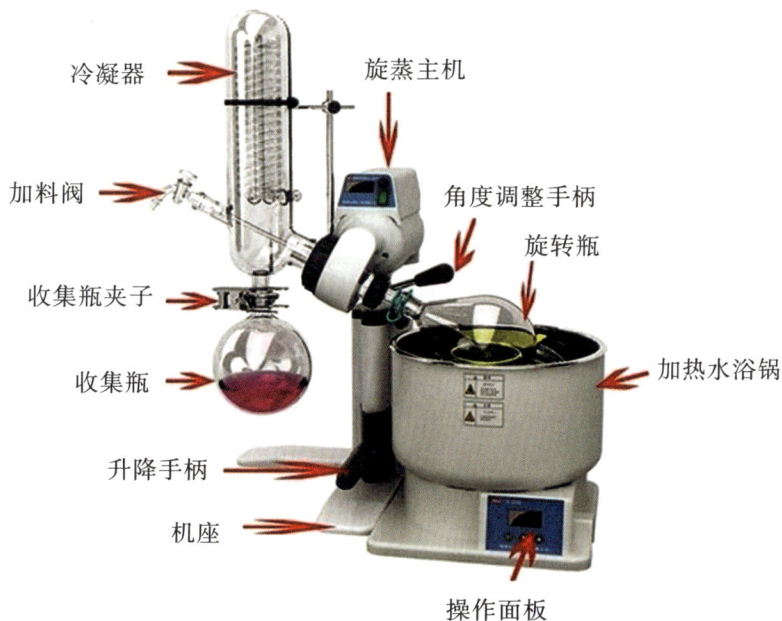

图 2 - 3 真空旋转蒸发仪及其结构

（2）冷凝器上有两个外接头，一头接进水，另一头接出水。一般接自来水，冷凝水温度越低效果越好。上端口装抽真空接头。

2. 脂质体制备

（1）分别称取磷酸胆碱 0.100 0 g、胆固醇 0.020 0 g 和姜黄素 0.010 0 g（质量比为10∶2∶1），溶于 25 mL 乙醇中，搅拌均匀。以未加姜黄素的溶液作为空白脂质体前驱液。然后将上述溶液转移至真空旋转蒸发仪茄形瓶中，恒温水浴加热到 40 ℃，抽真空。

（2）开机前先将调速旋钮左旋到最小，按下电源开关，指示灯亮，然后慢慢往右旋至所需要的转速 200 r/min。溶液在真空旋转蒸发仪旋转蒸发直到乙醇蒸发完，在瓶底形成均匀的薄膜，然后继续旋转干燥 30 min。

（3）反应停止后，慢慢左旋调速旋钮至停止，然后关停电动机。停止抽真空，接通空气。取下茄形瓶，加入 10 mL PBS，室温搅拌至薄膜完全溶解。

（4）所得溶液加入烧杯中，用冰浴超声处理 10 min（3 s 开，3 s 关，300 W 功率），得到空白脂质体和载姜黄素脂质体溶液。

3. 脂质体粒度分析

（1）开启激光纳米粒度仪主机和进样器后，打开电脑，预热 15～30 min。点击进入操作软件。

（2）背景测量完毕后，将样品加入样品池中，在 25 ℃下以 90° 的检测器角度，采用动态光散射（DLS）技术测定粒度分布，每个样品重复测量三次。

五、实验结果与讨论

（1）记录实验过程中的实验现象、颜色变化等。
（2）计算空白脂质体和载姜黄素脂质体的产率，并分析影响因素。
（3）对比空白脂质体和载姜黄素脂质体的平均粒径差别，并分析其原因。

六、注意事项

（1）真空旋转蒸发仪使用时，应先减压，再开启电动机转动蒸馏烧瓶。结束时，应先关闭电动机再通大气，以防蒸馏烧瓶在转动中脱落。
（2）加热槽通电前必须加水，不允许无水干烧。

七、思考题

影响脂质体粒度的因素有哪些？

实验二　姜黄素脂质体包封率与载药量实验

一、背景介绍

药物的包封率（Encapsulating Efficiency，EE）与载药量（Drug Loading，DL）是衡量药物载体中药物含量的两个重要概念。

$$脂质体载药包封率 = \frac{脂质体中包封的药物}{药物总量} \times 100\%$$

一般采用葡聚糖凝胶、超速离心法、透析法等分离方法将溶液中游离药物和脂质体分离，分别测定，计算包封率。药典对包封率没有硬性规定，只有一个指导原则，通常要求脂质体的药物包封率达80%以上。

载药量计算的是药物的质量，包括囊材内被包裹的药量，以及囊壁外吸附在囊壁上的药量。

$$脂质体载药量 = \frac{脂质体中药物质量}{脂质体中药物质量 + 脂质体载体质量} \times 100\%$$

载药量的大小直接影响到药物的临床应用剂量，故载药量愈大，愈易满足临床需要。

二、实验目的

（1）了解载药量与包封率的一般测定方法和技术。
（2）掌握利用紫外分光光度计测量浓度的方法。

三、实验材料与仪器

1. 实验材料

主要实验材料如表2-3所示。

表2-3　主要实验材料一览表

实验材料	生产厂家	规格/级别
载姜黄素脂质体	实验室自制	—
姜黄素	广州硕恒生物科技有限公司	纯度98%
磷酸缓冲盐溶液（PBS）	HyClone	1×
乙醇	广州化学试剂厂	AR

2. 实验仪器

主要实验仪器如表2-4所示。

表2-4　主要实验仪器一览表

实验仪器	生产厂家	型号
紫外-可见分光光度计	Thermo Fisher Scientific	UL61010-1
台式离心机	北京雷勃尔医疗器械有限公司	LD-52A

四、实验方法与步骤

1. 姜黄素的标准曲线测定

（1）准确称取0.010 0 g姜黄素于棕色量瓶，加入100 mL乙醇定容摇匀，然后精确量取5 mL样品于50 mL量瓶中定容摇匀，即得10 μg/mL储备液。

（2）分别精确量取2、4、6和8 mL的储备液于10 mL量瓶中定容摇匀，即可得到浓度分别为2、4、6、8和10 μg/mL（储备液）的溶液。

（3）以乙醇为空白对照，于425 nm处测定吸光度A值，以浓度c对吸光度A进行线性回归，得姜黄素的标准曲线方程。

2. 脂质体载药量测定

将脂质体悬浮液稀释40倍后，加入紫外分光光度计比色皿中，在425 nm的波长下测定吸光度。每个样品测量三次取平均值。借助姜黄素标准曲线求取姜黄素浓度，并计算出质量。通过下列公式计算载药量：

$$DL = \frac{M_{\text{Cur}}}{M} \times 100\% \qquad (2-1)$$

式中，M_{Cur} 是脂质体中姜黄素的质量；M 是脂质体的总质量。

3. 姜黄素包封率测定

（1）将 1 mL 脂质体悬浮液转移至离心管中，启动离心机，转速为 13 000 r/min（4 ℃），离心 60 min，除去可能没有包封在脂质体中的姜黄素。

（2）然后用 PBS 重新分散后离心，重复 2 次，以除去上清液中残留的姜黄素。

（3）最后将沉积的姜黄素脂质体溶解在 10 mL 乙醇中（可根据吸光度合理稀释浓度）。

（4）通过紫外吸光光度计，于 425 nm 波长处测定吸光度。利用姜黄素标准曲线求取包封的姜黄素的含量。

（5）脂质体的包封率通过下列公式计算：

$$EE = \frac{M_{\text{EC}}}{M_{\text{Cur}}} \times 100\% \qquad (2-2)$$

式中，M_{EC} 是包封在脂质体中的姜黄素的质量；M_{Cur} 是加入的姜黄素总质量。

五、实验结果与讨论

（1）记录实验中的现象，并进行讨论分析。

（2）绘制姜黄素标准曲线，求出标准曲线方程。

（3）测定脂质体载药量和包封率，分析影响因素。

六、注意事项

（1）正确绘制姜黄素的标准曲线是测定载药量和包封率的最基本前提条件，一定要严格按照正确的实验操作进行。

（2）高速离心可能会导致脂质体破裂，一定要控制好离心速度和离心次数。

七、思考题

（1）有哪些实验操作会影响脂质体的载药量和包封率测定？

（2）影响姜黄素载药量和包封率的因素有哪些？

实验三　载罗丹明 B 水凝胶的制备及体外释放实验

一、背景介绍

由外伤、烧伤、糖尿病等引起的皮肤溃疡及肿瘤切除等大面积创伤无法快速自愈。注射或直接喷涂凝胶作用于创面，可对创面提供保护，并且具有治疗创伤小、使用方便及高效封装等优点。原位成型水凝胶前驱体在喷涂或注射过程中，在剪切力的作用下表现出剪切稀化特性，并通过形成物理和/或化学交联网络，立即在原位转化为固态水凝胶，这为控制释放加载的细胞、药物、细胞因子和纳米粒子提供了一个合适的递送平台。从临床应用的角度来看，原位成型水凝胶因其快速喷涂成膜的能力、便携性、适用性和对皮肤缺损的适应性，在组织工程、再生医学和术后癌症治疗等多个医学领域获得了越来越多的关注。

海藻酸是一种存在于褐藻类海洋生物中富含羧基的聚阴离子天然线性多糖，是由 β - D - 甘露糖醛酸（M）和 α - L - 古罗糖醛酸（G）结构单元通过 1，4 - 糖苷键聚合而成的具有不同 G/M 比的线性嵌段共聚物（如图 2 - 4 所示）。海藻酸钠可以通过物理和化学作用，如二价或三价阳离子交联、聚合物电解质交联、疏水作用以及共价交联作用形成水凝胶。由于离子交联反应条件温和、简单易行且可原位凝胶化，因此海藻酸钠被广泛应用于再生医学领域。

$$(a) \quad G \xrightarrow{\alpha-1,4} G \xrightarrow{\alpha\,1,4} M \xrightarrow{\beta-1,4} M$$

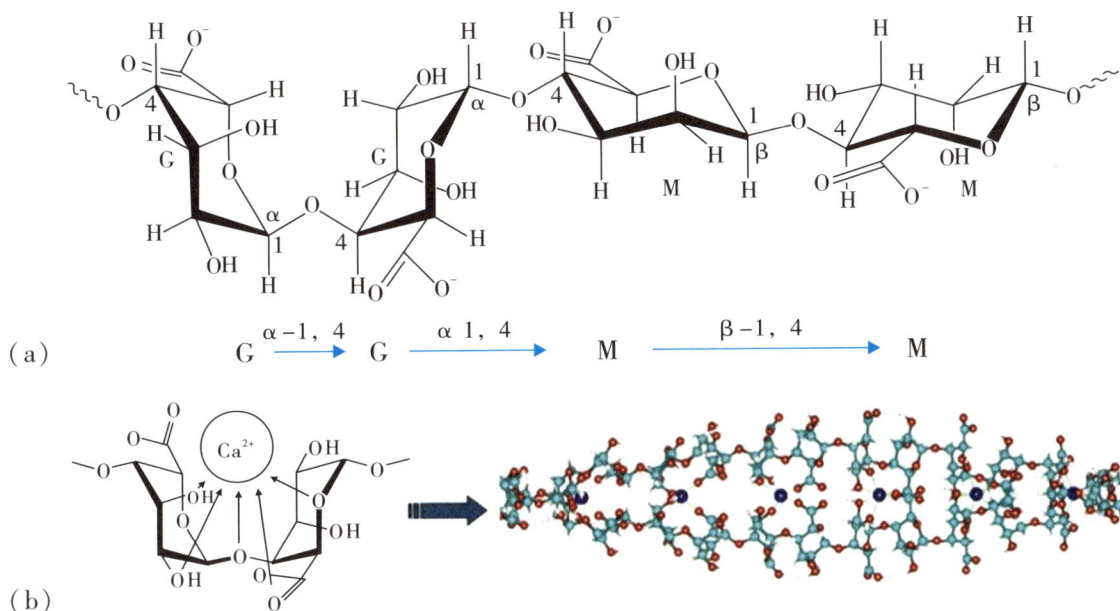

图 2 - 4　海藻酸分子结构式及海藻酸钙成胶机理示意图

二、实验目的

（1）了解水凝胶药物载体的性质及用途。

（2）掌握水溶性药物的体外释放测定方法。

三、实验材料与仪器

1. 实验材料

主要实验材料如表 2 - 5 所示。

表 2 - 5　主要实验材料一览表

实验材料	生产厂家	规格/级别
海藻酸钠	上海阿拉丁生化科技股份有限公司	Medium viscosity
罗丹明 B	上海淘普生物科技有限公司	纯度 98%
磷酸缓冲盐溶液（PBS）	HyClone	pH = 7.4
氯化钙	广州化学试剂厂	AR

2. 实验仪器

主要实验仪器如表 2 - 6 所示。

表 2 - 6　主要实验仪器一览表

实验仪器	生产厂家	型号
紫外 - 可见分光光度计	Thermo Fisher Scientific	UL61010 - 1
摇床	—	RCT Basic
磁力搅拌器	IKA	—

四、实验方法与步骤

1. 制备负载罗丹明 B 的海藻酸盐水凝胶

首先制备 2 wt% 的海藻酸钠溶液（溶液 A）和 4 wt% 的 $CaCl_2$ 溶液（溶液 B）。称取 0.01 g 罗丹明 B 加入 1 000 mL 溶液 A 中，搅拌均匀后，得到溶液 C。量取 5 mL 溶液 C 浇铸在圆柱体模具中。取 1 mL 溶液 B 喷涂在模具的溶液 C 上，静置 5 min，得到负载罗丹明 B 的海藻酸盐水凝胶。

2. 建立罗丹明 B 释放标准曲线

将 0.010 0 g 罗丹明 B 加入 100 mL 容量瓶中，然后加入 pH 值为 7.4 的 PBS 定容、混匀，得到浓度为 100 μg/mL 的标准溶液。

取上述标准溶液 5 mL 于 50 mL 容量瓶中，然后用 pH 值为 7.4 的 PBS 定容、混匀，得到 10 μg/mL 的罗丹明 B 溶液。随后在 10 mL 的容量瓶中依次制备浓度为 1.0、2.0、4.0、6.0、8.0 和 10.0 μg/mL 的罗丹明 B 溶液。

以 PBS 为参比溶液，通过紫外分光光度计在 550 nm 下测量三个平行样品的吸光度。以浓度 c 对吸光度 A 进行线性回归，得到罗丹明 B 的标准曲线及标准曲线方程。

3. 罗丹明 B 释放实验

将水凝胶样品放入 50 mL 离心管中，加入 10 mL PBS 作为释放介质，置于摇床中，于 37 ℃ 的恒温水浴中摇动（$r = 150$ rpm），测试罗丹明 B 在 2 h 内的释放行为，设置三个平行样。

设定测试时间点：第一个小时每隔 10 min，第二个小时每隔 20 min。

在设定的时间点，量取 2 mL 释放介质进行测试，并补充 2 mL PBS。用紫外分光光度计在 550 nm 下测量三个平行样品的吸光度。罗丹明 B 的累积释放量（CR）由下列公式计算得出：

$$CR = \frac{10\,c_i + 2\sum_{i=1}^{n} c_{i-1}}{M_0} \times 100\% \qquad (2-3)$$

式中，M_0 是水凝胶样品中罗丹明 B 的初始质量；c_i 是在每个取样时间点释放的罗丹明 B 的浓度。

4. 绘制罗丹明 B 释放曲线

以时间（min）为横坐标，累积释放量为纵坐标，绘制罗丹明 B 体外释放曲线，并分析释放趋势。

五、实验结果与讨论

（1）记录实验过程及实验现象，并进行讨论分析。

（2）绘制罗丹明 B 标准曲线，求取标准曲线方程。

（3）绘制罗丹明 B 累积释放曲线，并分析释放行为和释放动力学。

六、注意事项

（1）水凝胶的均匀程度会影响药物释放，要保证水凝胶前驱液溶解充分、无气泡，溶液 B 喷洒均匀。确保平行样的性质一致。

（2）水溶性药物在释放初期，释放速度较快，因此取样和测试要严格按照设定时间点进行测试。

七、思考题

（1）试分析水溶性药物的释放动力学。

（2）缓释介质的 pH 值对药物释放行为有无影响？

实验四 载二甲双胍 pH 响应型可注射水凝胶的制备

一、背景介绍

二甲双胍最早在山羊豆中发现，分子结构如图 2 – 5 所示，其盐酸盐为白色结晶粉末，易溶于水。20 世纪 50 年代，欧洲首次将二甲双胍用于糖尿病治疗，发现其能有效降低血糖；90 年代美国食品药品监督管理局（FDA）批准二甲双胍用于临床治疗。由于具有良好的安全性和低成本等优点，二甲双胍成为治疗 2 型糖尿病使用较广泛的药物之一。除了有降血糖的功效外，二甲双胍还具有治疗焦虑、抗炎、抗衰老和抗肿瘤等功能。

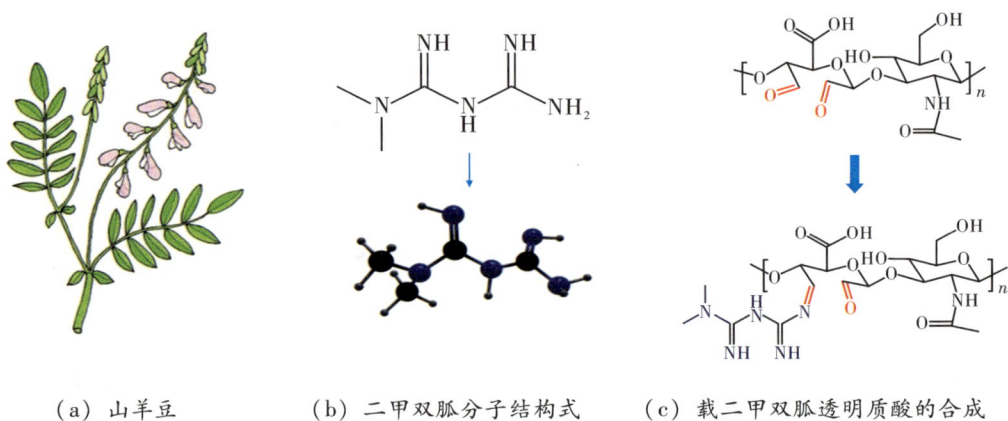

（a）山羊豆　　　（b）二甲双胍分子结构式　　　（c）载二甲双胍透明质酸的合成

图 2 – 5　载二甲双胍水凝胶及反应示意图

智能释药水凝胶通常指 pH、葡萄糖或温度等环境响应水凝胶，它可以根据不同的病理环境释放药物，特别是通过可逆键动态交联的水凝胶一般具有可注射性和自愈合性而备受关注。pH 响应水凝胶经常含有羧基或氨基，或是通过亚胺键或配位键相交联，其体积对 pH 值的变化特别敏感。pH 响应水凝胶可在肿瘤或炎症病理酸性微环境中响应释药，最大限度地发挥药物的功效和降低药物的副作用。透明质酸由于其邻羟基可以被氧化成醛基，因此可以与二甲双胍的氨基和羧甲基壳聚糖（CMCS）的氨基形成席夫碱动态共价键，实现靶向 pH 响应释药。

凝胶化时间是可注射水凝胶的重要指标，通过流变时间扫描分析，水凝胶开始成胶时储能模量（G'）都比损耗模量（G''）小，说明水凝胶处于溶胶状态，但随着扫描时间的增加，G' 和 G'' 都不断增加，但 G' 比 G'' 增加得更快，并且它们有一个交点，即水凝胶的微观凝胶化时间点。

二、实验目的

（1）了解 pH 响应水凝胶的性质及药物释放机理。
（2）掌握流变性能测试水凝胶成胶时间的方法。

三、实验材料与仪器

1. 实验材料

主要实验材料如表 2-7 所示。

表 2-7 主要实验材料一览表

实验材料	生产厂家	规格/级别
氧化透明质酸钠（OHA）	华熙生物科技股份有限公司	$M_n = 400$
羧甲基壳聚糖	上海麦克林生化科技股份有限公司	$M_n = 240$，脱乙酰度 > 90%，取代度 90%

2. 实验仪器

主要实验仪器如表 2-8 所示。

表 2-8 主要实验仪器一览表

实验仪器	生产厂家	型号
紫外-可见分光光度计	Thermo Fisher Scientific	UL61010-1
摇床	—	RCT Basic
磁力搅拌器	IKA	—
旋转流变仪（DHR）	美国 TA	DHR-2

四、实验方法与步骤

1. CMCS/OHA – Met 水凝胶的制备

称取 6.000 g OHA 溶于 100 mL 去离子水中，制备 OHA 溶液（6% 质量体积比）。称取 6.000 g CMCS，溶于 100 mL 去离子水中，制备 CMCS 溶液（6% 质量体积比）。

避光条件下向 OHA 溶液中加入 0.258 g 二甲双胍，搅拌均匀后加入 1 mol/L NaOH 溶液调节 pH 值至 6.5，反应 1 h 后获得负载二甲双胍的氧化透明质酸钠（OHA – Met）。

分别量取 5 mL OHA – Met 和 5 mL CMCS 溶液，于室温下等体积混合，得到载有二甲双胍的水凝胶（CMCS/OHA – Met）。

2. CMCS/OHA – Met 水凝胶流变性能分析

将水凝胶前驱液快速混合滴加在流变仪平台上，使用 $\phi = 20$ mm 的平行板进行时间扫描（1% 应变，1 Hz 频率），观察水凝胶 G' 和 G'' 的变化，其中 G' 和 G'' 的交点为水凝胶的成胶位点。

五、实验结果与讨论

（1）记录实验过程及实验现象，并进行讨论分析。

（2）分析影响水凝胶均匀性的因素。

（3）绘制水凝胶的 G' 和 G'' 时间扫描曲线，对成胶时间进行分析。

六、思考题

（1）分析席夫碱反应在 pH 响应性药物释放中的作用机制。

（2）水凝胶可注射性能与哪些因素有关？

（3）体内局部环境中的 pH 值对药物释放行为有怎样的影响？

实验五　载茶多酚水凝胶的制备及抗氧化性能实验

一、背景介绍

茶多酚是茶叶中多酚类物质的总称，由黄酮类、儿茶素、酚酸及花青素等物质组成，儿茶素类物质约占茶多酚的 70%。其中，较为常见的儿茶素类物质主要有表儿茶素（EC）、表没食子儿茶素没食子酸酯（EGCG）、表儿茶素没食子酸酯（ECG）、表没食子儿茶素（EGC）4 种，其结构如图 2-6 所示。茶多酚具有抗病毒、抗菌抑菌、调节糖脂代谢等生物学功能。尤其是茶多酚属酚类化合物，具有较强的抗氧化功能，对羟自由基的抑制率高达 78.13%，对氧自由基的抑制率高达 60%。茶多酚中 EGCG 可以通过蛋白激酶 B、应激活化蛋白激酶等代谢途径的磷酸化，调节机体抗氧化功能。研究表明，茶多酚可通过调节多种酶蛋白及信号通路中靶蛋白的表达来提高细胞的抗氧化能力，预防氧化损伤。

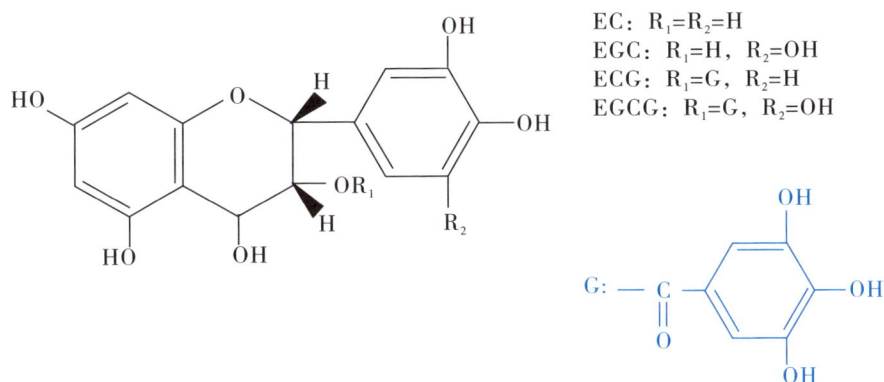

EC：$R_1=R_2=H$
EGC：$R_1=H$, $R_2=OH$
ECG：$R_1=G$, $R_2=H$
EGCG：$R_1=G$, $R_2=OH$

图 2-6　儿茶素结构式

二、实验目的

（1）了解海藻酸水凝胶药物载体的性质及用途。

（2）掌握酶标仪使用方法。

（3）掌握抗氧化性能测试方法。

三、实验材料与仪器

1. 实验材料

主要实验材料如表 2 – 9 所示。

表 2 – 9　主要实验材料一览表

实验材料	生产厂家	规格/级别
海藻酸钠	上海阿拉丁生化科技股份有限公司	Medium viscosity
茶多酚	—	—
磷酸缓冲盐溶液（PBS）	HyClone	pH = 7.4
氯化钙（$CaCl_2$）	广州化学试剂厂	AR

2. 实验仪器

主要实验仪器如表 2 – 10 所示。

表 2 – 10　主要实验仪器一览表

实验仪器	生产厂家	型号
紫外 – 可见分光光度计	Thermo Fisher Scientific	UL61010 – 1
摇床	—	RCT Basic
磁力搅拌器	IKA	—

四、实验方法与步骤

1. 制备负载茶多酚的海藻酸盐水凝胶

首先制备 2 wt% 的海藻酸钠溶液（溶液 A）和 4 wt% 的 $CaCl_2$ 溶液（溶液 B）。称取 0.01 g 茶多酚加入 1 000 mL 溶液 A 中，搅拌均匀后，得到溶液 C。量取 1 mL 溶液 C 浇铸在圆柱体模具中。取 0.5 mL 溶液 B 喷涂在模具的溶液 C 上，静置 10 min，得到负载茶多酚的海藻酸盐水凝胶。

2. DPPH 清除实验

采用 DPPH 自由基试剂盒来检测水凝胶的抗氧化性能。DPPH 是一种带有单电子的稳定自由基，它的醇溶液为紫色，在波长为 515 nm 处有强吸收峰。当 DPPH 自由基被抗氧化剂清除后，紫色变浅，在波长为 515 nm 处的吸光度也跟着降低。吸光度的大小与 DPPH 自由基的量成正比，因此可以通过测量在波长为 515 nm 处的吸光度，确定样品对 DPPH 自由基的清除能力。具体实验操作步骤如下：

（1）将水凝胶冷冻干燥并研磨成粉末。

（2）按照试剂盒说明书配制好 DPPH 工作液。

（3）将水凝胶粉末加入 DPPH 工作液中，浓度为 2 mg/mL。

（4）将含有水凝胶的 DPPH 工作液置于 40 ℃下避光超声 30 min。

（5）离心 5 min（1 000 rpm），吸取 100 μL 上清液于 96 孔板，将孔板置于酶标仪中，测量其在波长为 515 nm 处的吸光度，样品 DPPH 清除率由下列公式计算得出：

$$DPPH\ 清除率 = \frac{A_0 - A_e}{A_0} \times 100\%　\quad (2-4)$$

式中，A_0 是空白对照组在波长为 =515 nm 处的吸光度；A_e 是样品实验组在波长为 515 nm 处的吸光度。

3. 超氧阴离子清除实验

采用邻苯三酚测量样品超氧阴离子的清除能力，其实验原理是邻苯三酚在碱性环境中可以快速自氧化产生超氧阴离子 O_2^-，溶液呈紫色，在波长为 320 nm 处有强吸收峰。具体实验操作步骤如下：

（1）将水凝胶冷冻干燥并研磨成粉末。

（2）将 2 mg 水凝胶粉末加入 300 μL 50 mol/L 的 Tris 盐酸溶液（pH = 8.1）中，混合均匀后再加入 100 μL 10 mol/L 的邻苯三酚溶液，避光孵育 10 min。

（3）加入 100 μL 8 mol/L 的盐酸终止反应，吸取 100 μL 上清液于 96 孔板中，将孔板置于酶标仪中，测量其在波长为 320 nm 处的吸光度。样品 O_2^- 清除率计算公式如下：

$$O_2^-\ 清除率 = \frac{A_0 - A_e}{A_0} \times 100\%　\quad (2-5)$$

五、实验结果与讨论

（1）记录实验过程及实验现象，并进行讨论分析。

（2）计算 DPPH 与 O_2^- 清除率，并分析机理。

六、注意事项

茶多酚易氧化，实验中尽量避光操作。

七、思考题

（1）抗氧化水凝胶敷料主要应用在哪些领域？

（2）除茶多酚外，还有哪些抗氧化剂可以应用到生物材料中？

实验六　聚己内酯多孔膜表面改性及蛋白吸附实验

一、背景介绍

聚己内酯（PCL）是一种半结晶聚合物，熔点 $T_m = 59\ ℃ \sim 64\ ℃$，玻璃化转变温度 $T_g = -60\ ℃$。分子结构式如图 2-7（a）所示，重复结构单元上有五个非极性的亚甲基—CH_2—和一个极性的酯基—COO—，分子链中的 C—C 键和 C—O 键能够自由旋转，具有良好的柔韧性和加工性。然而，PCL 材料在体液环境下有亲水性不足、细胞亲和性较差、功能性有限以及与生物活性物质结合困难等问题，限制了其在组织工程领域的进一步发展。因此，对 PCL 表面进行改性或修饰，以提升其细胞相容性。

本实验对 PCL 材料进行碱溶液处理，如图 2-7（b）所示，其表面部分发生局部降解，导致表面暴露更多羧基和羟基，并且变得粗糙化。增加表面极性基团数量则有利于提高材料表面的极性和反应活性，并可进行相关的化学改性，而粗糙的表面结构有利于提高材料的蛋白吸附和细胞黏附能力。

（a）

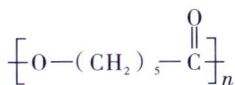

（b）

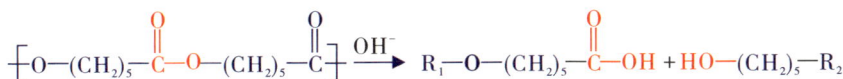

图 2 - 7　ε - 聚己内酯（ε - PCL）结构式及其表面碱处理反应机理

白蛋白是人体血浆中含量最多的球蛋白，占血浆总蛋白的 40% ~ 60%，水溶性很强。它是血浆中主要的载体，许多水溶性差的物质包括胆红素、长链脂肪酸（每分子可以结合 4 ~ 6 个分子）、胆汁酸盐、前列腺素、类固醇激素、金属离子（如 Cu^{2+}、Ni^{2+}、Ca^{2+}）、药物（如阿司匹林、青霉素等）等，可以通过与白蛋白结合而运输。因为白蛋白取材容易，结构简单，其在大量蛋白吸附研究中被作为模型蛋白。

蛋白质在生物材料中的重要性，源于它们能够积聚到植入材料的表面，形成结合牢固的吸附物，对细胞与材料表面反应产生很大影响。在绝大多数情况下，当生物材料与生理环境相接触时，首先到达材料表面的是水分子，其次是蛋白质分子，最后才是细胞。生物材料表面的细胞黏附和增殖是蛋白吸附的次级反应，材料表面吸附蛋白的种类、数量和构象变化对后期的细胞黏附和组织形成起了一定的介导作用。生物材料通过表面吸附的蛋白、表面沉积的细胞外基质及接枝在表面的生物黏附片段（如 RGD 多肽片段），与细胞膜表面的整联蛋白发生作用，介导细胞在生物材料表面的黏附。材料表面的化学性质、形貌、机械性质和电化学性质都会影响蛋白质和材料的相互作用，如图 2 - 8 所示。

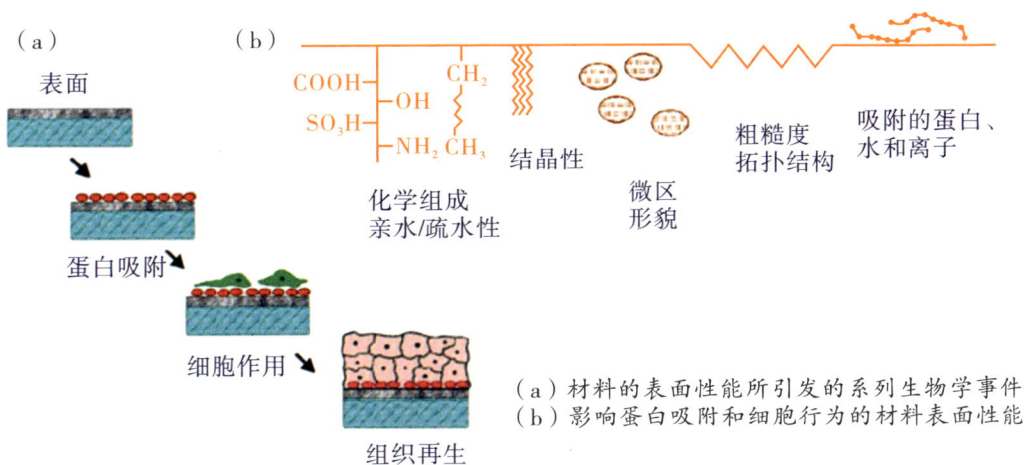

（a）材料的表面性能所引发的系列生物学事件
（b）影响蛋白吸附和细胞行为的材料表面性能

图 2 - 8　材料表面形貌对蛋白吸附的影响

二、实验目的

（1）掌握聚己内酯碱水解表面处理方法。

（2）掌握白蛋白定量测试方法。

三、实验材料与仪器

1. 实验材料

主要实验材料如表 2 - 11 所示。

表 2 - 11　主要实验材料一览表

实验材料	规格/级别
PCL 静电纺丝膜	—
氢氧化钠（NaOH）溶液	0. 5 mol/ L
牛血清白蛋白溶液	0. 1 mg/mL
考马斯亮蓝 G - 250	0. 5 mol/L
pH 试纸	—
乙醇	95%
磷酸	85% 质量体积比

2. 实验仪器

主要实验仪器如表 2 - 12 所示。

表 2 - 12　主要实验仪器一览表

实验仪器	生产厂家	型号
电子天平	METTLER TOLEDO	ME 204E
烘箱	上海实验仪器厂有限公司	ZKFO 35
磁力搅拌器	IKA	RCT Basic
镊子	—	—

四、实验方法与步骤

1. 牛血清白蛋白标准曲线的制作

利用染料考马斯亮蓝 G–250 定量蛋白质的方法。考马斯亮蓝 G–250 与蛋白质结合后，最大吸收光波长从 465 nm 变为 595 nm。染料与蛋白质的结合是很迅速的过程，大约只需 2 min，结合物在 1 h 内是稳定的。

（1）配制考马斯亮蓝 G–250 溶液。称取 100 mg 考马斯亮蓝 G–250 溶于 50 mL 95% 乙醇中，加入 100 mL 85% 质量体积比的磷酸，将溶液用水稀释到 1 000 mL（试剂的终含量为：0.01% 考马斯亮蓝 G–250、4.7% 质量体积比的乙醇和 8.5% 质量体积比的磷酸）。

（2）配制 0.1 mg/mL 标准白蛋白溶液。

（3）绘制白蛋白浓度标准曲线。

取 6 支 15 mL 离心管，编号为 1、2、3、4、5、6，按表 2–13 加入试剂。

混匀后静置 2 min，以 1 号管做空白对照，测定各管在波长为 595 nm 处的吸光度，以吸光度为纵坐标，白蛋白浓度为横坐标作图，得到标准曲线。

表 2–13　白蛋白浓度标准曲线测定

试管编号	1	2	3	4	5	6
标准白蛋白溶液/mL	0	0.15	0.30	0.45	0.60	0.75
水/mL	1.00	0.85	0.70	0.55	0.40	0.25
每管中所含标准白蛋白的量/（μg/mL）	0	15	30	45	60	75
G–250 染色液/mL	5	5	5	5	5	5
OD_{595}						

2. PCL 静电纺丝膜（电纺膜）的表面处理

将未处理和碱处理的 PCL 电纺膜（1 cm × 1 cm，$n = 3$）精确称重后浸入 20 mL 的 0.5 mol/L NaOH 溶液中，振荡处理 10 min。然后用去离子水彻底洗涤直至中性。用滤纸吸干表面水分后，放入烘箱干燥。精确称重，计算改性前后质量变化。

3. PCL 静电纺丝膜的白蛋白吸附

（1）将未处理和碱处理的 PCL 电纺膜（$n = 3$）精确称重后分别置于 12 孔板中。在每个孔中加入 2 mL 标准牛血清白蛋白水溶液，放置 20 min。然后，用镊子夹取电纺膜离开液面，用滴管分别量取 3 mL 去离子水轻轻冲洗，并确保冲洗液全部流至孔板白蛋白浸泡液中。

（2）将电纺膜干燥，称重，计算增重。

（3）将白蛋白浸泡液振荡摇匀后，取 1 mL 加入试管内，再加入 5 mL G-250 染色液，混匀，测其在波长为 595 nm 处的吸光度，对照标准曲线求出未知蛋白液的浓度，并计算 PCL 电纺膜上的平均蛋白吸附质量百分比。

五、实验结果与讨论

（1）记录实验过程及实验现象，并进行讨论分析。
（2）绘制白蛋白浓度与吸光度标准曲线。
（3）对比改性前后 PCL 电纺膜的蛋白吸附量差异。

六、注意事项

（1）碱处理过程中注意将 PCL 电纺膜完全浸没至 NaOH 溶液中。
（2）由于 PCL 电纺膜具有多孔结构，改性后需多次用去离子水充分冲洗。

七、思考题

（1）蛋白吸附与材料表面的哪些性质有关？
（2）通过增重法和蛋白吸附吸光度法得到的结果有一定的差异，产生这种差异的主要原因是什么？

参考文献

[1] LI R W, DEND L, CAI Z W, et al. Liposomes coated with thiolated chitosan as drug carriers of curcumin [J]. Materials science and engineering: c, 2017, 80: 156 – 164.

[2] XU L T, WANG X, LIU Y, et al. Lipid nanoparticles for drug delivery [J]. Advanced nanobiomed research, 2022, 2 (2): 1 – 17.

[3] SHARMA R A, GESCHER A J, STEWARD W P. Curcumin: the story so far [J]. European journal of cancer, 2005, 41 (13): 1955 – 1968.

[4] LIN Z, LI R W, LIU Y, et al. Histatin1-modified thiolated chitosan hydrogels enhance wound healing by accelerating cell adhesion, migration and angiogenesis [J]. Carbohydrate polymers, 2020, 230: 1 – 11.

[5] ZHANG Y F, FANG M, JIANG C Y, et al. Preparation of lipoic acid compound alginic acid cooling dressing and its anti-aging properties [J]. Colloids and surfaces a: physicochemical and engineering aspects. 2023, 670: 1 – 10.

[6] ZHENG Z X, YANG X, ZHANG Y F, et al. An injectable and pH-responsive hyaluronic acid hydrogel as metformin carrier for prevention of breast cancer recurrence [J]. Carbohydrate polymers, 2023, 304: 1 – 14.

[7] ZHANG S Y, PENG B H, QI Y, et al. Dual response Hst1 @ CBTC hydrogel promoting diabetic wounds healing by improving mitochondrial autophagy and inhibiting ferroptosis via Nrf2/HO – 1 [J]. Chemical engineering journal, 2024, 492: 1 – 17.

第三章　医用敷料的制备与评价

皮肤是覆盖在人体表面，直接与外界环境接触的极为重要的器官，具有感受外界刺激、调节体温、保护人体免受外界伤害等功能。由于有与外界直接接触的特点，皮肤也最容易受到伤害。伤口愈合分为四个连续协调的过程，分别是止血、炎症、增殖和重塑。当组织受到伤害后，内源性愈合过程立即启动，血小板的聚集和纤维蛋白凝块的形成促进伤口止血；随后局部释放的生长因子和细胞介质将中性粒细胞和单核细胞等炎症细胞募集到伤口部位，清除异物、细菌和受损的内源性组织；炎症反应结束后，巨噬细胞诱导成纤维细胞和上皮细胞增殖并迁移到伤口部位，新的血管和胶原纤维开始形成，并由上皮细胞、成纤维细胞和角质形成细胞构建肉芽组织；伤口完全愈合并重塑需要数周或数月的时间。愈合过程的持续时间通常取决于患者的年龄和健康状况以及外部因素，如伤口的严重程度或伤口感染情况。伤口愈合的过程通常不能自发、有序、完美地进行，任何阶段的各种不利因素都可能导致伤口愈合异常。医用敷料可以覆盖伤口，建立起防止外部细菌感染的临时屏障，促进伤口愈合过程和缩短愈合时间。

理想的皮肤伤口敷料需要满足以下要求：①良好的生物相容性，无毒性，不引起细胞炎症反应；②保湿性，能维持伤口的湿润环境，同时能够有效吸收伤口渗出液；③合适的力学性能，不易破损，能够满足创伤部位的运动需要；④适当的表面微观结构和生化性质，以促进细胞黏附、增殖、迁移和分化。目前，已经开发了多种类型的伤口敷料，用于促进伤口修复，例如止血粉、海绵、半透膜、半透泡沫、亲水胶体和水凝胶等。

实验七 喷雾干燥法制备壳聚糖基止血粉及止血性能评价

一、背景介绍

壳聚糖（Chitosan，CS）是甲壳素部分脱乙酰的产物，广泛存在于甲壳纲动物虾和蟹的甲壳、昆虫的甲壳，以及真菌或植物的细胞壁中，是自然界唯一带正电的碱性多糖。壳聚糖具有优异的生物相容性、可降解性和抗菌性能，因此在生物医用领域有着广泛应用。壳聚糖具有优异的促凝血特性，一方面通过蛋白质介导黏附血小板，形成的复合物加速血纤维蛋白聚合并共同形成凝块；另一方面诱导红细胞聚集，刺激血管收缩，最终形成血栓，封闭伤口。壳聚糖的止血作用不依赖于正常的凝血系统和血小板，因此壳聚糖基止血材料备受关注。目前，壳聚糖基止血材料已经开发了多种剂型，如止血粉、水凝胶、海绵等。止血粉可以填充复杂形状的创面，并完全覆盖伤口，具有快速凝血和使用便捷的优势。水凝胶适用于需要更长时间持续止血和创面修复的伤口，具有较好的黏附性和可塑性。海绵适用于大面积和深度贯穿伤口，具有较强的吸液性，可以有效控制出血。不同剂型的壳聚糖基止血材料可以根据具体的伤情特点选择使用，以达到最佳的止血效果，并为伤口愈合提供有效的支持。

喷雾干燥法是一种常用的制备微球类材料的方法：在干燥室中，液态原料经雾化，在与热空气的接触中，水分迅速汽化，即得到干燥产品。该方法能直接使溶液、乳浊液干燥成粉状或颗粒状制品，可省去蒸发、粉碎等工序。喷雾干燥法具有以下优点：①粒径可控：可以通过调节喷雾器的参数和干燥条件，实现对微球粒径的精确控制；②产率高：可以在短时间内处理大量的液体，这对于工业化生产和大规模制备微球材料非常有利；③均匀性好：喷雾过程中液滴会均匀分散，并在干燥过程中形成均匀的微球结构；④结构可控：通过调节喷雾干燥过程中的温度、湿度等条件，可以实现对微球结构的控制，例如可以制备中空微球、多孔微球等特殊结构的材料，以满足特定应用的需求；⑤适用范围广：适用于包括聚合物、陶瓷、金属等多种材料，这使得它在不同领域的微球制备中具有广泛的应用前景。

本实验采用喷雾干燥法制备壳聚糖微球，并对其形貌和止血性能进行评价。在酸性介质中，壳聚糖的氨基被质子化而带正电荷，使得壳聚糖成为水溶性阳离子聚电解质。具体来讲，壳聚糖中的氨基与酸溶液的氢离子形成铵盐，从而破坏了壳聚糖分子间的氢键，进而实现溶解过程。多聚磷酸钠（TPP）作为一种无毒的离子交联剂，其中的磷酸根阴离子与壳聚糖中质子化后的氨基阳离子形成离子交联。交联既可以改善壳聚糖力学性能不足的缺点，也可以提高壳聚糖基止血微球的吸水率，促进止血效果。壳聚糖止血微球的多孔结构使其具有较强的吸水性和吸附凝血成分的效应，能够加速红细胞和血小板在出血部位的集中，从而加速内源性凝血过程，同时可以有效控制创面渗血。

二、实验目的

（1）了解壳聚糖基止血材料的背景知识。
（2）掌握喷雾干燥制备方法及影响因素。
（3）掌握止血性能的评估方法。
（4）学习使用粒度仪和扫描电子显微镜（SEM）表征材料粒径和形貌的方法。

三、实验材料与仪器

1. 实验材料

主要实验材料如表 3 – 1 所示。

表 3 – 1　主要实验材料一览表

实验材料	生产厂家	规格/级别
壳聚糖	上海阿拉丁生化科技股份有限公司	低黏度 <200 mPa·s
多聚磷酸钠	天津市化学试剂一厂	AR
乙酸	广东广试试剂科技有限公司	AR

2. 实验仪器

主要实验仪器如表 3 – 2 所示。

表 3 - 2　主要实验仪器一览表

实验仪器	生产厂家	型号
喷雾干燥机	BUCHI	B - 290
离心机	上海安亭科学仪器厂	Centrifuge TDL - 5
扫描电子显微镜	荷兰皇家飞利浦公司	ESEM - 30
pH 计	上海智光仪器仪表有限公司	PHS - 25
超声波清洗器	昆山市超声仪器有限公司	KQ 3200B
数显智能控混磁力搅拌器	巩义市予华仪器有限责任公司	SCZL - 3B
纳米粒度及 Zeta 电位分析仪	美国布鲁克海文仪器公司	Omni

四、实验方法与步骤

1. 材料的制备

将 1 g 壳聚糖溶于 1 L 浓度为 1% 的醋酸溶液，搅拌 24 h 使其完全溶解。在搅拌条件下分别缓慢滴加 10 mL、20 mL 1% 的 TPP 溶液，离心后取上清液进行喷雾干燥。

喷雾干燥过程的操作方法如下：

（1）接通喷雾干燥机电源，利用进料泵先通入清水，查看喷头出水是否顺畅。

（2）启动风机，调节空气流量在 40 m³/h 左右，打开加热开关，调节干燥器内温度为 250 ℃。

（3）启动空气压缩机进行空气压缩，至一定压力后备用。当温度逐渐升高时，保持持续进水，进水量为泵表显示在 5～10 之间为宜，这样做的目的是防止进料时进料管温度过高，导致料液瞬时汽化反喷出来。

（4）当干燥室空气进口温度达到 250 ℃ 左右时即可开始进物料，进料量控制在进料泵表显示的 7～15 之间。同时打开压缩机的放气阀门，释放压缩到位的气体进入喷头，使料浆雾化喷出，并瞬时蒸发掉水分，形成细小的粉粒，由旋风分离器分离出来，回收到三角瓶中。延续此干燥过程，观察干燥塔内物料的干燥状况。

（5）实验结束，先将空气加热电压调至零，再关闭加热开关，将进料浆换成进清水，再持续进水 5 min 后关闭进料泵，洗净进料管中残留的物料，防止其凝结堵塞喷嘴。

2. 材料的表征

（1）微球形貌观察：取样固定后进行喷金制样，采用 SEM 观察微球表面形貌，讨论不同的 TPP 添加量对微球形貌的影响。

（2）粒度仪测定微球尺寸及表面电位：在纳米粒度仪中，通过测量颗粒在电场中的迁移速度来计算 Zeta 电位，从而推断颗粒表面电荷的性质。同时，通过光散射技术可以获得颗粒的平均粒径。将这两个参数结合起来，可以更全面地了解颗粒样品的性质。

（3）止血性能表征：止血是一种重要的生物学功能，利用出血动物模型观察止血时间、失血量等指标可有效评估其止血性能。止血性能评价应选用养殖方便、血量丰富并且与人类基因组同源性高的实验动物，如猪、兔、大鼠或小鼠等。常用的出血动物模型包括大鼠尾静脉出血模型、肝脏出血模型、脾脏出血模型和股动脉出血模型等，这几种出血模型具有构建方法简单、结果直观等优点，适合止血效果的评估。

五、实验结果与讨论

（1）讨论交联剂的用量如何影响壳聚糖微球的交联结构及表面形貌。

（2）讨论壳聚糖微球的粒径分布受哪些因素影响。

（3）讨论止血效果与微球材料的尺寸、表面形貌、内部结构、溶胀率等有何联系。

六、注意事项

（1）在用喷雾干燥机做喷雾干燥实验时，要先启动风机通入空气之后再开启加热，防止出现干烧问题。

（2）喷雾干燥实验结束时，要先停止加热再关闭风机。

七、思考题

（1）与其他多糖材料相比，壳聚糖作为止血材料的优势是什么？

（2）针对你制备的壳聚糖止血微球材料，说说还有哪些需要完善之处。

实验八 冷冻干燥法制备明胶海绵及溶胀性能评价

一、背景介绍

明胶是由动物皮肤、骨等结缔组织中的胶原蛋白部分水解形成的亲水性蛋白。由于明胶源于变性的胶原蛋白，因此明胶含有和胶原分子相似的氨基酸组成。胶原分子是由三条多肽链相互缠绕形成的螺旋体，胶原分子螺旋体经部分水解变性分解成单条多肽链（α-链）的α-组分和由两条α链组成的β-组分及由三条α链组成的γ-组分，以及介于其间和小于α-组分或大于γ-组分的分子链碎片。因此，明胶是一个具有一定相对分子质量分布的多分散体系，其相对分子质量分布因工艺条件不同而有所差别，并影响到其理化性能。明胶具有良好的成膜性、乳化性和胶凝性，还有良好的生物相容性、无毒性，已广泛应用于食品、化妆品和生物制药等领域。明胶海绵在医疗领域中被广泛应用于创伤敷料、软组织修复和再生等方面。由于明胶具有良好的生物相容性和生物降解性，明胶海绵可以作为创面敷料，为细胞提供生长和分化的支持，促进组织再生和修复。明胶海绵还可以用作药物递送载体，通过将药物包裹在明胶海绵中，可以实现药物的缓慢释放，提高药物的稳定性和生物利用度。近年来，随着国内消费市场的不断扩大和生产技术的不断进步，中国明胶市场呈现出快速增长的态势。从进口来源地看，欧洲和北美等发达国家是中国明胶的主要进口来源地。从进口产品结构看，主要以高品质、高附加值的明胶产品为主，如高端药用明胶、食品级明胶等。中国作为全球较大的明胶生产国之一，其明胶产品在国际市场上具有一定的竞争优势。

冷冻干燥过程是水的物态变化及转移过程，含有大量水分的生物制品首先被冻结成固体，然后在真空状态下由固态冰直接升华成水蒸气，水蒸气又在冷凝器内凝华成冰霜，干燥结束后冰霜熔化排出。至此，在冻干箱内得到了需要冷冻干燥的产品。实验采用冷冻干燥法制备明胶海绵并对明胶海绵的溶胀性能进行评价。采用甲醛作为交联剂与明胶发生希夫碱反应，生成 $C=N$ 基团，改善明胶的力学性能和热稳定性。甲醛不仅交联效率高，而且价格低廉，故常用作明胶的交联剂。

二、实验目的

（1）了解海绵类止血材料的背景知识。

（2）掌握通过冷冻干燥制备海绵材料的方法及影响因素。

（3）掌握海绵孔隙率及溶胀性能的表征方法。

三、实验材料与仪器

1. 实验材料

主要实验材料如表 3 – 3 所示。

表 3 – 3　主要实验材料一览表

实验材料	生产厂家	规格/级别
明胶	上海阿拉丁生化科技股份有限公司	药用级
甲醛	上海麦克林生化科技股份有限公司	AR

2. 实验仪器

主要实验仪器如表 3 – 4 所示。

表 3 – 4　主要实验仪器一览表

实验仪器	生产厂家	型号
冷冻干燥机	宁波市双嘉仪器有限公司	SJIA – 10N – 50A
数显恒温磁力搅拌器	常州越新仪器制造有限公司	85 – 2

四、实验方法与步骤

1. 材料的制备

取 6 g 明胶加入 100 mL 蒸馏水中，室温下放置约 1 h，使其充分溶胀。随后在 40 ℃ ~ 50 ℃下水浴加热，磁力搅拌使其充分溶解，然后趁热过滤。明胶溶液保持 40 ℃加热搅拌，搅拌器转速在 1 500 r/min 左右，缓缓加入 8 mL 3%甲醛溶液，继续搅拌至气泡细腻均匀。

随后将溶液迅速倒入培养皿中，分别置于 –20 ℃ 和 –80 ℃条件下冷冻48 h。

2. 冷冻干燥机的操作流程以及明胶海绵的制备

（1）在冻干之前，要保证冻干的产品在培养皿中装量要均匀，蒸发表面尽量大而厚度尽量薄。

（2）将装在培养皿中低温冷冻后的明胶放入与冻干箱板层尺寸相适应的金属盘内。对瓶装的明胶一般采用脱底盘，有利于热量的有效传递。

（3）装盘之前，先对冻干箱进行空箱降温，然后将产品放入冻干箱内进行预冻；或者将产品放入冻干箱内板层上同时进行预冻。

（4）抽真空之前，要根据冷凝器制冷机的降温速度提前使冷凝器工作。抽真空时，冷凝器至少应达到 –40 ℃的温度。

（5）待真空度达到一定数值后（通常应达到13 ~ 26 Pa 的真空度），即可对箱内产品进行加热。一般加热分两步进行，第一步加热不使产品的温度超过共熔点或共晶点的温度；待产品内水分基本蒸发完后进行第二步加热，这时可迅速地使产品温度上升到规定的最高许可温度。在最高许可温度保持2 h 以上后，即可结束冻干，得到明胶海绵。

3. 材料的表征

重量法用于测定明胶海绵在蒸馏水中的溶胀率。测试时，明胶海绵样品浸泡在PBS中，一段时间后取出，用滤纸吸去表面的溶液后称重，记录明胶海绵的溶胀率随时间变化的变化情况，得到样品的平衡溶胀曲线，每组3 个平行样品。

五、实验结果与讨论

明胶海绵的平衡溶胀率（SR）由下列公式计算得出：

$$SR = \frac{W_s}{W_d} \tag{3 – 1}$$

式中，W_s 是溶胀平衡后明胶海绵的重量；W_d 是明胶海绵的干重。

六、注意事项

使用冷冻干燥机应注意以下三点：首先，冷冻干燥机需要在真空环境下工作，因此在使用前需要检查设备的密封性能，确保设备能够正常工作；其次，冷冻干燥机在干燥过程中会产生一定的热量，因此需要注意样品的热稳定性，避免样品在干燥过程中发生变形或熔化；最后，实验用冷冻干燥机在干燥过程中会产生一定的冷凝水，需要定期清理冷凝器，以避免水滴滴入样品而影响实验结果。

七、思考题

（1）样品冷冻温度对海绵结构有哪些影响？

（2）冷冻干燥过程的温度和真空度对海绵结构有什么影响？

（3）明胶海绵的溶胀率与哪些结构因素有关？

实验九　液体敷料的制备及流变性能评价

一、背景介绍

液体敷料是一种新型的敷料形式，在促进伤口愈合、减少感染风险和提升患者舒适度等方面具有明显的优势。液态材料能够适应不规则的伤口形状，在创面形成一层保护性膜，阻隔细菌和其他有害物质进入伤口，减少感染的风险。液体敷料具有柔软性和舒适性，不会限制患者的活动。目前，液体敷料主要用于小面积浅表性伤口（如擦伤、磨损、切口等）和需要密切监测愈合情况的伤口（如糖尿病足溃疡）。

液体敷料一方面在涂覆时具有较低的黏度，便于均匀覆盖创面；另一方面在涂覆后能够迅速形成凝胶膜，起到有效保护创面的作用，因此此体系的流变性能对其使用性能有着重要影响。触变性流体在切应力作用下，其表观黏度会随时间的延长而减小，剪切停止或从高到低改变物料的剪切速率时，黏度会逐渐恢复，因此具有快速触变响应性的流体能够满足液体敷料的要求。

结冷胶（Gellan Gum, GG）是一种由微生物伊乐假单胞菌分泌的胞外多糖。重复单元由四个糖单元（1, 3 - β - D - 葡萄糖、1, 4 - β - D - 葡萄糖醛酸、1, 4 - β - D - 葡萄糖和1, 4 - α - L - 鼠李糖）通过糖苷键连接而成。结冷胶具有独特的流变学性质，能够在冷、热条件下形成热可逆水凝胶，较低浓度的结冷胶水溶液具有较高的黏度，并表现出明显的剪切变稀的流变学行为。同时，结冷胶具有良好的生物相容性，有望成为液体敷料的基质材料。

本实验采用结冷胶与薄荷脑作为液体敷料的主要成分，将薄荷脑溶解于乙醇溶液中，再加入吐温-80作为表面活性剂，以增加薄荷脑的溶解度，通过流变仪测定不同组分流体的触变响应性。

二、实验目的

（1）了解液体敷料的主要特点和用途。
（2）掌握液体敷料中各组分的主要作用。
（3）掌握液体敷料流变性能评价方法。

三、实验材料与仪器

1. 实验材料

主要实验材料如表3-5所示。

表3-5　主要实验材料一览表

实验材料	生产厂家	规格/级别
结冷胶	Sigma-Aldrich	BR
薄荷脑	上海阿拉丁生化科技股份有限公司	AR
乙醇	Sigma-Aldrich	AR
吐温-80	上海阿拉丁生化科技股份有限公司	AR

2. 实验仪器

主要实验仪器如表3-6所示。

表3-6　主要实验仪器一览表

实验仪器	生产厂家	型号
强磁力搅拌器	巩义市予华仪器有限责任公司	98-2
精密电子天平	北京赛多利斯仪器系统有限公司	FA1104
旋转流变仪	Waters	DHR-2

四、实验方法与步骤

1. 材料制备

（1）将 1 g 薄荷脑溶于 10 mL 90% 的乙醇水溶液中，备用。

（2）将一定质量的结冷胶加入 70 ℃ 的热水中，恒温 70 ℃ 条件下搅拌至均匀溶解，分别配置 0.5 wt%、1 wt%、1.5 wt% 的结冷胶溶液。取 10 mL 结冷胶水溶液，分别加入 0.1 mL 吐温 –80 和 0.1 mL 薄荷脑乙醇溶液，搅拌均匀后装入喷雾瓶。通过按压喷雾瓶将液体敷料喷出，观察液体敷料在皮肤表面的铺展、流动、成膜情况。

2. 利用流变仪测定不同结冷胶浓度制备的液体敷料的流变学性能

（1）稳态剪切扫描试验：剪切速率从 1×10^{-4} s^{-1} 到 1×10^{3} s^{-1} 条件下测定体系表观黏度随剪切速率变化的变化。

（2）剪切恢复测试：以低（0.001 s^{-1}）—高（300 s^{-1}）—低（0.001 s^{-1}）剪切速率分 3 步循环进行稳态剪切试验，每个步骤保持 2 min，对比不同剪切条件下体系的表观黏度的变化。

（3）动态应变扫描试验：频率 1 Hz 下，应变在 200% 和 0.1% 交替进行，每步骤保持 2 min，进行 3~5 个循环，测定体系的动态模量和损耗角随应变变化的变化。

五、实验结果与讨论

（1）讨论结冷胶的浓度对体系流变性能的影响，从黏度高低、剪切恢复情况和动态模量对比不同浓度结冷胶对液体敷料性能的影响，选取最优配方。

（2）分析结冷胶分子结构与触变性能间的关系。

六、注意事项

流变仪使用时，必须确保压缩空气源工作正常，保持提供符合压力和洁净度要求的压缩空气。

七、思考题

（1）目前市场上的液体敷料主要有哪几类？

（2）不同种类的液体敷料分别采用什么材料以满足使用要求的流变和成膜性能？

实验十　水凝胶敷料的制备及黏附性能评价

一、背景介绍

水凝胶是通过化学或者物理交联与水共同构成的一类三维网络结构凝胶。作为新兴的组织工程和生物医用材料，水凝胶因具有与细胞外基质相似的黏弹性、可控的理化性质、丰富的官能团和可控的药物释放性能，在替代或辅助传统治疗方法方面备受关注。迄今，水凝胶已成功应用于皮肤缺陷、感染伤口、烧伤创面和糖尿病足的治疗，较纱布等传统敷料更显优势。具有良好黏附特性的水凝胶敷料为伤口管理提供了多样化选择，广泛应用于从轻微皮外伤到危及生命的组织损伤等多种医疗环境。与传统的敷料相比，黏附性水凝胶能够有效闭合伤口，为创伤修复提供湿润环境，同时也为组织修复提供合适的力学微环境，有效促进愈合。

水凝胶的黏附机理众多，其中较为广泛接受的机理包括吸附理论、互锁理论和静电效应。吸附理论认为黏附是黏附剂与黏附物表面的分子之间形成的一级键（离子键、共价键、金属键）或次级键（范德华力、氢键）的作用。组织表面通常含有大量残基（巯基和氨基等），黏附性水凝胶可以通过其表面的基团与组织表面的基团发生化学作用形成一级键（席夫碱反应、活性酯反应等）或次级键（范德华力、氢键、疏水相互作用等），从而与组织形成稳定的黏附。互锁理论包括两种主要机制：一种是聚合物互锁，例如，在水凝胶中引入壳聚糖组分后便能与组织形成稳定的拓扑黏附，壳聚糖在酸性溶液（如 pH = 5 的水溶液）中具有良好的溶解性，可以很容易扩散并穿透组织，但当环境 pH 值变为中性或弱碱性时，会形成聚合物网络，实现互锁。另一种是与粗糙表面的机械互锁，指水凝胶穿透黏附基材表面的孔或空隙，实现机械互锁。静电相互作用是一种电磁力，该力作用于带电物质之间或带电物质与未带电物质之间。例如，在水凝胶中引入阳离子，可以与带负电荷的黏蛋白通过电荷相互作用形成黏附。

本实验采用 N – ［三（羟甲基）甲基］丙烯酰胺（THMA）、聚乙二醇二丙烯酸酯（PEGDA）、海藻酸钠（SA）作为水凝胶网络的主要成分，其中 THMA、PEGDA 均含有碳碳双键，且每个 THMA 单体含有三个羟基。由吸附理论可知，游离的羟基能与组织形成高密度氢键，从而实现稳定的黏附。THMA 与 PEGDA 通过紫外光引发双键自由基聚合，形成水凝胶的主网络，而 SA 通过物理交联贯穿于主网络，形成具有高密度氢键的 THMA/PEGDA/SA 黏附性水凝胶。

二、实验目的

（1）了解水凝胶的交联方式及特点。

（2）掌握紫外固化水凝胶的制备方法。

（3）掌握水凝胶敷料黏附性能的评价方法。

三、实验材料与仪器

1. 实验材料

主要实验材料如表 3 - 7 所示。

表 3 - 7　主要实验材料一览表

实验材料	生产厂家	规格/级别
N - ［三（羟甲基）甲基］丙烯酰胺	Sigma - Aldrich	AR
聚乙二醇二丙烯酸酯	上海麦克林生化科技股份有限公司	AR，$M_n = 6\,000$
海藻酸钠	上海麦克林生化科技股份有限公司	AR
苯基 - 2，4，6 - 三甲基苯甲酰基亚磷酸锂（LAP）	上海毕得医药科技股份有限公司	AR

2. 实验仪器

主要实验仪器如表 3 - 8 所示。

表 3 - 8　主要实验仪器一览表

实验仪器	生产厂家	型号
电子万能试验机	岛津公司	AGS
强磁力搅拌器	巩义市予华仪器有限责任公司	98 - 2
紫外交联仪	Vilber Lourmat 公司	BLX - 312
精密电子天平	北京赛多利斯仪器系统有限公司	FA1104

四、实验方法与步骤

1. 水凝胶的正交试验设计

各组分配制总体积为 2 mL 的水凝胶前驱液，THMA 的含量为 $10 \sim 20$ wt%，PEGDA 的含量为 $0.3 \sim 0.9$ wt%，SA 的含量为 $0.4 \sim 0.6$ wt%，每个组分选择三个浓度，按照下方模板设计三因素三水平正交试验，水凝胶的正交试验设计模板如表 3-9 所示。

表 3-9　水凝胶的正交试验设计模板

Entry	THMA /wt%	PEGDA /wt%	SA /wt%	Adhesion Stress /kPa
1	1	1	1	
2	1	2	2	
3	1	3	3	
4	2	1	2	
5	2	2	3	
6	2	3	1	
7	3	1	3	
8	3	2	1	
9	3	3	2	
$\bar{K}1$				
$\bar{K}2$				
$\bar{K}3$				
Range				

使各个组分的 THMA、PEGDA、SA 完全溶解于去离子水中，然后向溶液加入 LAP（2.5% 质量体积比）。充分溶解后，倒入矩形硅橡胶模具中，用紫外光（365 nm，50 mW/cm^2）固化 5 min，形成 THMA/PEGDA/SA 水凝胶。

2. 黏附性能测定

通过搭接剪切试验评估水凝胶的黏附性能。将矩形水凝胶样品（15 mm × 15 mm × 2 mm）放置在两片猪皮（60 mm × 30 mm）之间（如图 3-1 所示），然后用 100 g 砝码按压搭接重叠位置 5 min，而后进行剪切拉伸测试。所有实验均在 5 mm/min 的稳定拉伸速度下进行，绘制应力 - 应变曲线，黏附应力的计算采用最大载荷除以黏结面积，每组 3 个平行样品。

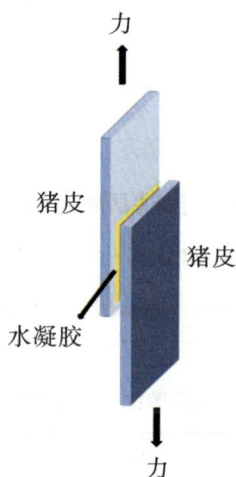

图 3 – 1 搭接剪切测试示意图

五、实验结果与讨论

（1）THMA 与 PEGDA 均具有碳碳双键，在引发剂 LAP 存在时，用紫外光照射水凝胶前驱液，使得 THMA 与 PEGDA 中的碳碳双键打开，发生化学交联，从而形成水凝胶主网络，而 SA 则是与化学网络发生物理互穿，从而形成具有物理/化学双网络的水凝胶。试画出该体系的结构示意图。

（2）分析 THMA、PEGDA、SA 各组分含量对体系黏附性能的影响以及网络结构对水凝胶黏附性能的影响。

六、注意事项

（1）高分子溶解时要注意溶解完全。

（2）使用万能材料试验机进行搭接剪切测试时，水凝胶两侧基材应保持竖直，进行试验时注意调整限位高度，避免损坏仪器。

（3）实验过程中不能将身体部位伸入试验机中，避免发生危险。

七、思考题

（1）该体系中水凝胶与猪皮间的黏附力主要由哪些相互作用提供？

（2）水凝胶中的 SA 可否用其他的生物大分子代替？

参考文献

[1] KOEHLER J, BRANDL F P, GOEPFERICH A M. Hydrogel wound dressings for bioactive treatment of acute and chronic wounds [J]. European polymer journal, 2018, 100: 1 – 11.

[2] GUO Y B, QIAO D L, ZHAO S M, et al. Biofunctional chitosan-biopolymer composites for biomedical applications [J]. Materials science and engineering: r, 2024, 159: 1 – 61.

[3] WANG L Y, HAO F, TIAN S H, et al. Targeting polysaccharides such as chitosan, cellulose, alginate and starch for designing hemostatic dressings [J]. Carbohydrate polymers, 2022, 291: 1 – 17.

[4] FANG Y, ZHANG L D, CHEN Y M, et al. Polysaccharides based rapid self-crosslinking and wet tissue adhesive hemostatic powders for effective hemostasis [J]. Carbohydrate polymers, 2023, 312: 1 – 11.

[5] BUGNICOURT L, LADAVIÈRE C. Interests of chitosan nanoparticles ionically crosslinked with tripolyphosphate for biomedical applications [J]. Progress in polymer science, 2016, 60: 1 – 17.

[6] YUAN X M, ZHU Z, XIA P C, et al. Tough gelatin hydrogel for tissue engineering [J]. Advanced science, 2023, 10 (24): 1 – 16.

[7] AHMAD M I, LI Y H, PAN J F, et al. Collagen and gelatin: structure, properties, and applications in food industry [J]. International journal of biological macromolecules, 2023, 254: 1 – 14.

[8] XIE X R, LI D, CHEN Y J, et al. Conjugate electrospun 3D gelatin nanofiber sponge for rapid hemostasis [J]. Advanced healthcare materials, 2021, 10 (20): 1 – 13.

[9] LIU J J, QU S X, SUO Z G, et al. Functional hydrogel coatings [J]. National science review, 2021, 8 (2): 151 – 169.

[10] LALEBEIGI F, ALIMOHAMADI A, AFARIN S, et al. Recent advances on biomedical applications of gellan gum: a review [J]. Carbohydrate polymers, 2024, 334: 1 – 21.

[11] LIANG Y P, HE J H, GUO B L. Functional hydrogels as wound dressing to enhance wound healing [J]. ACS nano, 2021, 15 (8): 12687 – 12722.

[12] HEINZMANN C, WEDER C, ESPINOSA L M D. Supramolecular polymer adhesives: advanced materials inspired by nature [J]. Chemical society reviews, 2016, 45 (2): 342 – 358.

第四章　骨修复材料的制备及评价

　　由于先天性、创伤、肿瘤和进行性衰老等原因导致的骨缺损是临床最为常见和多发的病症，当骨缺损范围超过了临界尺寸，骨组织的自愈将无法进行，需要合理的临床干预。自体骨移植被认为是骨缺损治疗的金标准，但受限于供体有限和供体部位易引发病症等不足，而同种/异种骨移植则存在免疫排斥和疾病传播等风险。因此，越来越多的研究专注于骨修复材料的开发，骨修复材料的开发和研究也是生物材料中发展最早、最成熟的领域之一。

　　骨修复材料一般应具有以下特性：良好的生物相容性、足够的力学性能和良好的生物力学适配性、成骨诱导性、生物体内稳定或生物可降解性、可加工性等。目前，骨修复材料从组成上主要有金属材料、无机非金属材料、高分子材料以及基于这三类材料组成的复合材料。其中，金属骨修复材料主要以钛及钛合金为代表，无机非金属骨修复材料有生物活性陶瓷和生物活性玻璃等，高分子骨修复材料主要有以胶原、壳聚糖为代表的天然高分子和以聚乳酸为代表的合成高分子。不同组成的材料在骨缺损修复中各具优点，但也存在一定的不足，因此，满足骨缺损修复对材料性能需求的新型骨修复材料的设计与制备始终是临床骨缺损治疗需要解决的重点问题，也是难点问题。

　　本章实验将介绍几类涉及不同组成的骨修复材料的设计与制备，并对所制备的骨修复材料进行表征与性能研究。

实验十一　自固化磷酸钙骨水泥的制备及固化性能评价

一、背景介绍

磷酸钙骨水泥（Calcium Phosphate Cement，CPC）具有良好的生物相容性、可降解性及骨传导性，植入骨缺损部位后可逐渐降解，释放的钙和磷元素参与缺损区骨组织的重建，促进骨组织的生长，是一种具有广阔应用前景的生物活性骨修复材料。CPC由固相和液相组成，固相一般由一种或多种磷酸钙盐组成，常以两种或两种以上磷酸钙盐混合（通常包含酸性盐和碱性盐）；液相可以是蒸馏水、稀磷酸、磷酸盐溶液、生理盐水和手术部位的血液等。当固相与液相混合后，CPC在室温或接近人体温度下发生反应而自行固化，逐渐形成含微孔的羟基磷灰石（Hydroxyapatite，HAP）相材料。CPC的固化过程是一个等温过程，固化时间为 5～30 min，其受到多种因素的影响，如固相/液相配比、反应温度以及固相颗粒的尺寸和形态等。

然而，CPC通常存在固化时间长、黏结性能差和力学性能不足等特点。受天然骨组织是一类有机/无机复合材料的启发，CPC通过与有机物质复合，可以有效改善其理化性能和生物学性能。壳聚糖（CS）是甲壳素部分脱乙酰化的产物，具有良好的生物相容性和生物降解性，还可促进细胞成骨分化，加速骨组织的形成。

本实验拟制备一种复合CS的磷酸钙骨水泥，其固相采用单相 β‑磷酸三钙（β‑Tricalcium Phosphate，β‑TCP）粉体，液相采用CS溶液，而CS的引入可以提高 β‑TCP 的可塑性和黏弹性。此外，本实验还进一步研究CS的引入、固相/液相配比以及反应温度对 β‑TCP 骨水泥固化性能的影响。

二、实验目的

（1）了解CPC的背景知识。

（2）掌握CPC的制备方法。

（3）掌握CPC固化性能检测的常用手段。

三、实验材料与仪器

1. 实验材料

主要实验材料如表4-1所示。

表4-1   主要实验材料一览表

实验材料	生产厂家	规格/级别
β-磷酸三钙	上海麦克林生化科技股份有限公司	AR（98%）
壳聚糖	济南海得贝海洋生物工程有限公司	$M_w = 250$
羟基磷灰石晶种	—	实验室自制
柠檬酸	上海麦克林生化科技股份有限公司	AR
葡萄糖	上海麦克林生化科技股份有限公司	AR
无水乙醇	广州化学试剂厂	AR
去离子水	实验室自制	—

2. 实验仪器

主要实验仪器如表4-2所示。

表4-2   主要实验仪器一览表

实验仪器	生产厂家	型号
维卡仪	四川菲尔博思科技有限公司	维卡仪（带直边刀）

四、实验方法与步骤

1. 液相的配制

将壳聚糖（0.2 g）、柠檬酸（1.5 g）、葡萄糖（0.5 g）按2∶15∶5的质量比溶解于100 mL去离子水中，搅拌溶解，配成混合溶液，静置备用。

2. 固相粉末的制备

将β-TCP放入尼龙罐中，按一定比例加入无水乙醇和玛瑙球，在球磨机上以400 r/min的转速分别球磨3 h和12 h，在85 ℃的干燥箱中烘干制备粒径不同的β-

TCP。然后，向制备好的 β – TCP（1 g）中加入 10 wt% 的 HA 晶种，混合备用。

3. CPC 浆料的制备

用注射器移取 5 mL 壳聚糖混合溶液到小烧杯中，然后按照 0.2∶1 和 0.5∶1（g/mL）的比例分别加入制备好的固体粉末，用玻璃棒快速搅拌 1~2 min，得到均匀的浆料。作为对照组，以 5 mL 去离子水作为液相，按照 0.2∶1（g/mL）的比例加入制备好的固体粉末，搅拌均匀，得到未添加壳聚糖混合溶液的 CPC 均匀浆料。

4. CPC 固化时间的测定

将制备好的均匀浆体加入小玻璃管中，将管口封住，放入温度为 37 ℃、湿度为 100% 的恒温培养箱中，在不同固化时间内取出，采用维卡仪（见图 4 – 1）测定骨水泥的凝固时间。具体操作是将针头与试样表面接触，然后把手放开，试针自由沉入浆体，观察指针指示数值。从加固化液到试针沉入浆体不超过 1 mm 时，所需时间即为凝结时间。

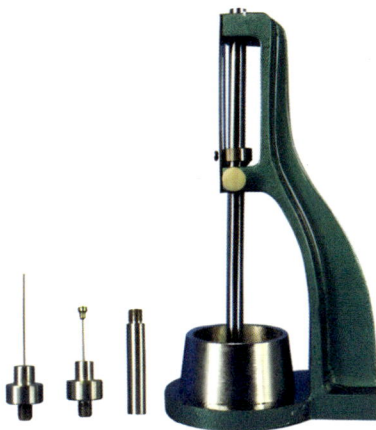

图 4 – 1　维卡仪的结构

五、实验结果与讨论

（1）根据实验结果，观察壳聚糖混合溶液的加入对 CPC 骨水泥的形态和固化时间的影响情况。

（2）讨论固相/液相配比以及固相粒径尺寸的改变对 CPC 骨水泥固化时间的影响情况。

六、注意事项

（1）固相和液相混合后，搅拌速度要快，搅拌时间不宜过长。
（2）固相和液相混合后，注意固相的分散状态和浆料的均匀程度。

七、思考题

（1）CPC 的固化机理是什么？
（2）向液相壳聚糖溶液中加入柠檬酸和葡萄糖的作用分别是什么？

实验十二　胶原仿生矿化材料的制备及矿化物的结晶性能分析

一、背景介绍

　　骨缺损治疗是临床医学面临的一个巨大挑战，设计仿骨组织特性和组成的骨修复材料是治疗骨缺损的一种有效策略。众所周知，天然骨组织是以液晶态胶原纤维为主要有机成分和以羟基磷灰石（HAP）为主要无机成分构成的一种兼具韧性和强度的有机/无机复合材料。骨组织的这一有机/无机复合体的形成主要由生物矿化过程介导。生物矿化是以有序排列的胶原纤维作为有机模板，引导矿物晶体以有序方式沉积形成纳米 HAP 的过程。研究表明，在矿化过程中，酸性非胶原蛋白（Non-collagenous Proteins，NCPs）在矿物晶体的成核和生长中发挥着重要的作用。

　　本实验拟通过提取的胶原体外自组装制备胶原膜有机模板，以聚丙烯酸（Polyacrylic Acid，PAA）作为 NCPs 的一种替代物和成核诱导剂，基于 PAA 的酸性基团稳定过饱和的无定形磷酸钙盐，促进形成类天然骨组织的纳米 HAP；通过仿生矿化研究胶原膜有机模板和 PAA 引导 HAP 的生成，以及其对 HAP 晶体结构的影响。

二、实验目的

　　（1）了解仿生矿化的基本概念和原理。

　　（2）掌握仿生矿化的基本实验操作。

　　（3）掌握仿生矿化产物晶体结构的分析测试手段。

三、实验材料与仪器

　　1. 实验材料

　　主要实验材料如表 4 - 3 所示。

表4-3 主要实验材料一览表

实验材料	生产厂家	规格/级别
牛跟腱Ⅰ型胶原	Sigma - Aldrich	27662
聚丙烯酸	上海麦克林生化科技股份有限公司	$M_w = 2\ 000$
氯化钙（$CaCl_2$）	上海吉至生化科技有限公司	AR
三水合磷酸氢二钾（$K_2HPO_4 \cdot 3H_2O$）	上海吉至生化科技有限公司	AR
乙酸	国药集团化学试剂有限公司	AR
去离子水	实验室自制	—

2. 实验仪器

主要实验仪器如表4-4所示。

表4-4 主要实验仪器一览表

实验仪器	生产厂家	型号
电子分析天平	Denver Instrument	TP - 214
偏光显微镜（POM）	奥林巴斯	BX53M
水平摇床	北京六一生物科技有限公司	WD - 9405B
X射线衍射仪（XRD）	日本理学公司	Mini Flex 600
场发射扫描电子显微镜 - 能谱分析仪（FESEM - EDS）	Carl Zeiss AG	Ultra 55

四、实验方法与步骤

1. 胶原溶液的配制

用0.5 mol/L的乙酸溶液分别配制10 mg/mL、20 mg/mL和40 mg/mL的胶原溶液，低温磁力搅拌至完全溶解，并低温超声处理使胶原分散均匀，然后放置于4 ℃冰箱中备用。

2. 胶原膜的制备

移取一定量的胶原溶液于聚四氟乙烯板上，并用洁净的盖玻片均匀压制成薄膜状，然后将载有胶原膜的聚四氟乙烯板移至充满0.5 mol/L乙酸溶液蒸气的密闭罐中平衡

36 h，备用。

3. 仿生矿化液的制备

制备 80 mmol/L 的 $CaCl_2$ 溶液作为钙源，将相对分子质量为 2 000 的 PAA 用作矿化稳定剂，并将 1.0 g 的 PAA 与 50 mL $CaCl_2$ 溶液混合均匀，搅拌 3 h；制备 48 mmol/L 的 $K_2HPO_4 \cdot 3H_2O$ 溶液作为磷源（用 NaOH 将 $K_2HPO_4 \cdot 3H_2O$ 溶液调节至 pH 值为9.0～9.5），然后将 50 mL 的 K_2HPO_4 溶液缓慢添加至 PAA 与 $CaCl_2$ 的混合液中，混合均匀得到矿化液。作为对照组，钙源中不添加 PAA 以制备不含 PAA 的矿化液。

4. 仿生矿化胶原复合材料的制备

将由不同浓度胶原溶液制备的胶原膜放置于 37 ℃ 的含 PAA 和不含 PAA 的矿化溶液中进行矿化。在 1 天和 7 天后，收集矿化后的材料即可得到不同矿化时间的有机/无机复合膜。

五、测试表征

1. 矿化前后胶原膜的偏光显微镜观察

在室温下，将所制备的矿化前和矿化后的胶原膜置于载玻片上，放在 POM 的载物台上，观察胶原膜是否具有液晶现象以及矿化对胶原膜表面液晶现象的影响。

2. 矿化产物的结晶性能研究

（1）使用刮刀轻轻刮取矿化后胶原膜表面的矿物盐，冷冻干燥。采用 X 射线衍射仪进行矿化产物结晶性能的分析，测试条件为：电压 40 kV，电流 30 mA，使用 Cu Kα 射线辐照，扫描速度 5°/min，扫描范围 5°～60°。

（2）冷冻干燥矿化后的样品，随后对样品进行喷金，通过场发射扫描电子显微镜–能谱分析仪观察和测定矿化胶原膜表面的钙磷矿物的形貌以及钙和磷的摩尔比。

六、注意事项

（1）需要隔天更换一次矿化液。

（2）PAA 的添加量要严格控制，PAA 过量会抑制矿化晶体的形成。

（3）从矿化胶原膜表面刮取无机矿物盐时，动作需轻柔，尽量不要刮取到下层有机相。

七、思考题

（1）PAA 在胶原矿化过程中发挥什么作用？

（2）胶原膜的液晶特性对矿化产生什么影响？

实验十三　钛合金表面活性处理及生物矿化性能评价

一、背景介绍

钛合金是骨科领域中应用广泛的植入金属材料，相比于不锈钢、钴合金骨组织修复用金属材料，钛合金的弹性模量更接近人体骨骼的模量。此外，钛及钛合金还具有良好的生物相容性、耐蚀性和高比强度等优点，目前已成为临床骨科应用的首选金属材料。但临床结果表明，由于钛及钛合金固有的生物惰性以及应力屏蔽等性质，5% ~ 10% 的钛植入物容易因骨整合不足而植入失败。因此，解决钛植入物所面临的骨整合延迟或骨整合不足的临床难题，赋予钛植入体良好的促成骨能力，实现其与骨组织形成有效的结合，已经成为新一代骨科用钛植入体发展拟解决的关键问题。众所周知，材料表面的形貌和粗糙度、亲水性、化学组成等都会影响材料与骨的整合，因此，对钛及钛合金种植体进行表面改性，增强种植体 – 骨结合界面处的成骨活性和新生骨长入，促进种植体与周围骨组织的整合，可有效降低植入失败的风险，为解决临床钛合金骨植入体存在的骨整合不足等问题提供了有效的策略。

本实验拟首先通过酸蚀处理钛合金片，在钛合金表面产生具有 1 ~ 3 μm 凹坑的精细粗糙表面，提高钛合金表面的粗糙度；然后将酸蚀处理前后的钛合金作为生物矿化的模板，通过生物矿化在钛合金表面引入能够诱导新骨生成的生物活性钙磷涂层；最后评价酸蚀处理和生物矿化对钛合金的表面形貌和粗糙度、亲水性和化学组成的影响。

二、实验目的

（1）了解钛合金表面改性处理的主要方法。
（2）掌握酸蚀活化处理钛合金表面的实验方法。
（3）掌握生物活性钙磷涂层制备方法——仿生矿化法。
（4）了解钛合金表面形貌、组成与性能的主要表征方法。

三、实验材料与仪器

1. 实验材料

主要实验材料如表 4 – 5 所示。

表 4 – 5　主要实验材料一览表

实验材料	生产厂家	规格/级别
Ti_6Al_4V 片	宝鸡钛业股份有限公司	5 mm × 5 mm × 2 mm
盐酸（HCl）	广州化学试剂厂	37%
硫酸（H_2SO_4）	广州化学试剂厂	98%
模拟体液（SBF）	实验室自制	—
去离子水	实验室自制	—

2. 实验仪器

主要实验仪器如表 4 – 6 所示。

表 4 – 6　主要实验仪器一览表

实验仪器	生产厂家	型号
电子分析天平	Denver Instrument	TP – 214
磁力搅拌器	IKA	RH – basic 2
场发射扫描电子显微镜 – 能谱分析仪（FESEM – EDS）	Carl Zeiss AG	Ultra 55
X 射线衍射仪（XRD）	NETZSCH	D – MAX – 1200
电热恒温水浴锅	上海一恒科学仪器有限公司	WD – 9405B
真空干燥箱	上海一恒科学仪器有限公司	DZF – 6030A
水平摇床	北京六一生物科技有限公司	WD – 9405B
超声波清洗器	广东固特超声股份有限公司	GT SONIC – P9

四、实验方法与步骤

1. 钛合金表面酸蚀处理

按照以下步骤对钛合金片进行表面酸蚀处理：

（1）在水环境下，将钛片分别用 600、800、1 000、1 200 目的碳化硅水砂纸打磨，以除去其表面的氧化层及污染物。

（2）将初步处理后的钛合金片依次放入丙酮、无水乙醇、去离子水中，分别超声 15 min，用去离子水冲洗表面，然后用滤纸吸干钛合金片表面的水，备用。

（3）用盐酸、硫酸和去离子水按 1∶1∶1 的体积比制备混合酸，将钛合金片浸没于混合酸中，在 65 ℃下静置酸蚀 30 min。酸蚀结束后，将钛合金片放入去离子水中超声清洗 10 min，用滤纸吸干钛合金片表面的水，备用。

2. 钛合金表面仿生矿化

将酸蚀处理所得的表面已活化的钛合金片与未活化的钛合金片（各 2 片）超声清洗干净后，分别置于 50 mL SBF 中（200 mL 烧杯），封口，将烧杯置于 37 ℃水浴锅中 7 d，每 24 h 更换一次溶液。7 d 后，取出钛合金片，用去离子水清洗，并真空干燥备用。

五、测试表征

1. 表面形貌

采用 FESEM 对不同钛合金片（酸蚀处理前、酸蚀处理后和生物矿化后的钛合金）的表面形貌和粗糙度进行观察，对经不同处理前后的钛合金片表面的微区元素组成和矿化产物的钙和磷的摩尔比进行分析。

2. 表面水接触角

将钛合金片置于测试台面上，采用静滴法将 3 μL 超纯水滴于样品表面，通过接触角测量仪配备的数字成像系统采集液滴图像，并通过仪器自带的分析软件测定切线与相界面的夹角，记录数值，每个样品测 3 个位置，取平均值。

3. 矿化产物的结晶性能

使用刮刀轻轻刮取矿化后钛合金片表面的矿物盐，冷冻干燥。采用 XRD 进行矿化产物结晶性能的分析，测试条件为：电压 40 kV，电流 30 mA，使用 Cu Kα 射线辐照，扫描速度 5°/min，扫描范围 5°~60°。

六、注意事项

（1）酸蚀处理所用混合酸中各成分的体积比对钛合金表面的形貌和粗糙度影响大，需严格控制。

（2）仿生矿化过程中，需每隔 24 h 更换一次 SBF。

（3）用去离子水清洗矿化后钛合金片时需轻柔。

七、思考题

（1）表面酸蚀处理如何影响钛合金的表面形貌和粗糙度？

（2）酸蚀处理对钛合金表面的生物矿化有什么影响？

（3）材料表面的哪些性能会影响生物矿化？

实验十四　聚乳酸支架的 3D 打印构建及孔隙率测定

一、背景介绍

聚乳酸（Polylactic Acid，PLA）是一种可降解聚酯材料，在生物体内通过水解而降解，降解产物参与三羧酸循环，最终以 CO_2 和 H_2O 的形式排出体外。PLA 材料因其良好的生物相容性、可降解吸收性、良好的力学性能和可加工性，成为目前骨组织工程研究和应用较为广泛的生物材料之一，已通过美国食品药品监督管理局批准用于临床。

作为骨组织修复应用的 PLA 支架材料，能满足临床患者的定制需求，例如骨缺损的形状和尺寸、支架材料的孔径和孔隙率等，这要求我们使用高效且精确的加工方法。3D 打印技术，也称为增材制造技术，已经成为近年来制备支架材料较为有效的手段之一。其中，熔融沉积成型（Fused Deposition Modeling，FDM）打印技术，使热塑性线材在进入喷嘴后受热熔化成熔融态，由喷嘴的动力系统挤到平台上，并快速冷却以形成纤维丝束，再经过 Z 轴调控，最终形成 3D 支架材料。FDM 打印技术近年已经成为构建骨组织工程支架材料较为有效的 3D 打印方法之一，它基于计算机辅助设计（CAD）

建模技术实现支架材料的定制化设计，例如孔尺寸、孔隙率和拓扑结构，这些参数对骨骼愈合有重要意义。

　　本实验首先拟将聚（L-乳酸）（PLLA）熔融造粒，挤出制备3D打印线材，然后基于FDM打印技术打印出PLLA多孔支架材料，对所打印的多孔支架的孔隙率进行测定，最后研究打印条件和参数设置的改变对3D打印PLLA支架材料孔隙率的影响。

二、实验目的

（1）了解FDM打印技术的背景知识。
（2）掌握三维模型的构建和切片方法。
（3）分析切片填充率与支架孔隙率之间的关系。

三、实验材料与仪器

1. 实验材料

主要实验材料如表4-7所示。

表4-7　主要实验材料一览表

实验材料	生产厂家	规格/级别
PLLA	Nature Works	3052D
去离子水	实验室自制	—

2. 实验仪器

主要实验仪器如表4-8所示。

表4-8　主要实验仪器一览表

实验仪器	生产厂家	型号
3D打印机	深圳市占东实业有限公司	ZD-2000A
双螺杆挤出机	上海天美天平仪器有限公司	G-series Ventilator
单螺杆挤出机	上海安亭科学仪器厂	HTES-25

四、实验方法与步骤

1. 线材制备

先将 PLLA 颗粒投入双螺杆挤出机中熔融共混后挤出，得到均匀的物料；再将挤出的物料通过碎料机破碎成小颗粒，破碎的物料于 50 ℃ 真空干燥箱中干燥 12 h；最后将其投入单螺杆挤出机中，制备尺寸均匀的 3D 打印线材。

2. 三维建模

通过 CAD 软件（Unigraphics NX 12.0）设计出多孔结构模型，并将模型按照 STL 格式导出。

3. 切片和打印程序设置

（1）导出 STL 格式的模型后，使用 Slice 切片软件对模型进行切片，切片参数具体设置为每层高 0.2 mm，切片图案选择为蜂窝状，填充密度分别设置为 10%、40% 和 80%。

（2）打印平台初始温度设置为 25 ℃，喷嘴温度设置为 200 ℃，打印速度设置为 50 mm/min。

（3）导出 Gcode 格式代码程序，传到 3D 打印机上。

4. FDM 打印

（1）对打印机进行调平，喷头与平台间的工作距离为 0.1 mm，四角分别调平。

（2）对喷头和打印平台进行预热，达到指定温度后点击预设程序，开始打印。

（3）打印结束后取出支架，重新进行调平和预热操作，进行下一次打印。打印结束即可获得不同填充密度的支架。

五、孔隙率的测量（称重法）

通过称重法测量具有不同填充密度的支架材料的孔隙率，每组数据均需要测试三个平行样，去离子水的密度记为 ρ（1.0 g/cm³），标准模型的体积记为 V_0，具体过程如下：

（1）将支架材料于 50 ℃ 真空干燥箱干燥 30 min，称重，记为 m_0。

（2）将支架放入装有去离子水的烧杯中，再放入真空干燥箱的负压环境中，每次 15 min，重复三次。

（3）观察到支架全部浸满水后，小心取出支架，并用滤纸擦拭掉支架表面的水滴，随后称重，记为 m_1。

（4）基于式（4-1）计算支架材料的孔隙率 P。

$$P = \left(1 - \frac{m_1 - m_0}{\rho \times V_0}\right) \times 100\% \tag{4-1}$$

六、注意事项

（1）测定支架的孔隙率时，用滤纸擦拭支架表面水滴时尽量不要过度吸出支架内的水。

（2）3D 打印机工作时切勿打开柜门，禁止触摸打印时的热挤出喷头。

七、思考题

（1）影响 FDM 打印 PLLA 支架的孔隙率的主要因素有哪些？

（2）FDM 打印技术构建 PLLA 支架的主要优缺点分别是什么？

参考文献

[1] 刘华. 骨诱导型可注射磷酸钙基骨修复材料的制备及性能研究 [D]. 广州：暨南大学，2007.

[2] LIU H, LI H, CHENG W J, et al. Novel injectable calcium phosphate/chitosan composites for bone substitute materials [J]. Acta biomaterialia, 2006, 2 (5)：557-565.

[3] 叶建东, 王秀鹏, 白波, 等. 一种可注射可降解磷酸钙骨水泥的结构与性能[J]. 功能材料，2008, 39 (2)：271-274, 278.

[4] 李漱阳, 李鸿, 王鹏, 等. 可降解磷酸钙生物陶瓷的制备与性能 [J]. 功能材料，2015, 46 (24)：24147-24152.

[5] SOBIERAJSKA P, ZAWISZA K, KOWALSK R M, et al. Preparation of up-converting nano-biphasic calcium phosphate [J]. RSC advances, 2017, 7：30086-30095.

[6] LOTSARI A, RAJASEKHARAN A K, HALVARSSON M, et al. Transformation of amorphous calcium phosphate to bone-like apatite [J]. Nature communications, 2018, 9：1-11.

［7］ 唐敏健，丁珊，闵翔，等．胶原液晶膜对细胞生长的影响［J］．高等学校化学学报，2011，32：2891 - 2895.

［8］ 丁珊，唐敏健，陈俊杰，等．胶原组装形态对仿生矿化的影响［J］．材料研究学报，2016，30（1）：51 - 56.

［9］ 王秀梅，王琼，程振江，等．非胶原蛋白模拟多肽 E8DS 促进 I 型胶原仿生矿化［J］．材料研究学报，2011，25（3）：225 - 230.

［10］ 张展，张春，郭峭峰，等．重构 I 型胶原联合聚天冬氨酸在仿骨生物矿化中的应用［J］．中国医学科学院学报，2017，39（3）：318 - 323.

［11］ 黄紫华，孙秋榕，陈慧敏，等．羧甲基壳聚糖稳定液相矿化前体诱导胶原纤维仿生矿化［J］．中华口腔医学研究杂志，2017，11（3）：136 - 141.

［12］ SONG Q，JIAO K，TONGGU L，et al. Contribution of biomimetic collagen-ligand interaction to intrafibrillar mineralization［J］. Science advances，2019，5（3）：1 - 11.

［13］ QI Y P，CHENG Z，YE Z，et al. Bioinspired mineralization with hydroxyapatite and hierarchical naturally aligned nanofibrillar cellulose［J］. ACS applied materials & interfaces，2019，11（31）：27598 - 27604.

［14］ 张晓．钛合金表面复合微结构与载银氧化层的制备及其成骨抗菌性能研究［D］．济南：山东大学，2021.

［15］ LIU K，LI W Y，Chen S T，et al. The design，fabrication and evaluation of 3D printed gHNTs/gMgO whiskers/PLLA composite scaffold with honeycomb microstructure for bone tissue engineering［J］. Composites part b，2020，192：1 - 12.

［16］ 金泽枫，金杨福，周密，等．基于 FDM 聚乳酸 3D 打印材料的工艺性能研究［J］．塑料工业，2016，44（2）：67 - 70.

［17］ 张林初，王宇，陈侠．熔融沉积成型工艺参数对聚乳酸制件力学性能的影响［J］．工程塑料应用，2019，47（7）：71 - 76.

［18］ HSUEH M H，LAI C J，WANG S H，et al. Effect of printing parameters on the thermal and mechanical properties of 3D-printed PLA and PETG，using fused deposition modeling［J］. Polymer，2021，13（11）：1 - 11.

第五章　口腔修复材料的制备及评价

口腔颌面部的软硬组织，特别是牙齿和颌骨组织，在正常的生理活动中，会因疾病、创伤及生理退化等因素导致组织缺损或缺失，破坏口腔组织器官的形态完整性，进而影响其生理功能的正常行使或口腔颌面部的美观，因而需要对缺损或缺失的软硬组织进行修复，恢复口腔颌面部的外形和功能。目前，用于修复这些缺损或缺失的材料主要是人工合成材料或其复合物，通常被称为口腔材料（Dental Materials）。口腔材料在口腔医学领域中具有极其重要的地位。历史上来看，口腔医学的发展，特别是口腔修复医学的进步，很大程度上依赖于口腔材料的不断发展与进步。新材料的引入和应用常常会带动口腔修复技术的进步。口腔材料学的研究范围广泛，内容丰富，主要包括口腔材料的组成、性能和应用，以及口腔组织与材料之间的相互关系。研究人员致力于在口腔临床实践中利用人工材料和制品替代和恢复天然牙或颌骨缺损、缺失后的生理外形或重建已丧失的生理功能。口腔材料是生物材料中的一大类，临床应用的口腔材料种类繁多，组成多样，使用情况及状态各异，目前正处于快速发展阶段。随着生活水平的提高，人们的饮食结构发生明显改变，口腔相关疾病的发病率不断上升，口腔材料受到的关注也与日俱增，涌现出了一大批口腔疾病防治新策略和新材料。为此，我们以近年来发展迅速的牙周组织再生膜、牙本质牙小管封堵材料和牙种植制品以及牙列缺损修复仿真设计为代表，介绍口腔材料的一些特点，促进新材料、新技术在口腔修复技术中的应用。

实验十五　引导组织再生膜的静电纺丝制备

一、背景介绍

引导组织再生（Guided Tissue Regeneration，GTR）术是一项治疗口腔牙周疾病的新型促骨再生技术，该项技术可利用 GTR 膜的机械屏障等作用，对具备再生潜力的骨细胞起到选择性附着、增生作用，从而有效修复特定受损骨组织，促进骨缺损愈合。目前，临床常用的 GTR 膜有钛膜、胶原膜及 PE 膜等。静电纺丝技术是一种成熟的高压电场辅助纳米纤维材料制造技术，其制备的纳米纤维具有与细胞外基质相似的形态，被认为具有能促进组织修复的优势。本实验利用静电纺丝技术制备纳米纤维膜，通过万能材料试验机和扫描电子显微镜（SEM）表征，表征其力学性能和纳米纤维结构。

二、实验目的

（1）了解引导组织再生膜的功能。

（2）掌握静电纺丝技术。

（3）学习使用万能材料试验机和 SEM 的表征方法。

三、实验材料与仪器

1. 实验材料

主要实验材料如表 5 - 1 所示。

表 5 - 1　主要实验材料一览表

实验材料	生产厂家	规格/级别
聚己内酯（PCL）	Sigma - Aldrich	AR，$M_n = 80\ 000$
二氯甲烷（DCM）	上海麦克林生化科技股份有限公司	AR
N，N - 二甲基甲酰胺（DMF）	上海麦克林生化科技股份有限公司	AR
无水乙醇	广东光华科技股份有限公司	AR
铝箔	北京兰杰柯科技有限公司	BS - QT - 027
注射针筒	稳健平安医疗科技（湖南）有限公司	20 mL
电纺针头	长沙纳仪仪器科技有限公司	22G，20G

2. 实验仪器

主要实验仪器如表 5 - 2 所示。

表 5 - 2　主要实验仪器一览表

实验仪器	生产厂家	型号
电子天平	北京赛多利斯仪器系统有限公司	BS124S
数显智能控温磁力搅拌器	巩义市予华仪器有限责任公司	SZCL - 3B
静电纺丝机	深圳通力微纳科技有限公司	TL - BM
微量注射泵	美国 KDS 公司	KDS - 100
电热鼓风干燥器	上海实验仪器厂有限公司	YLA - 6000
喷金仪	北京中科科仪股份有限公司	SBC - 12
扫描电子显微镜	HITACHI	FlexSEM 1000
万能材料试验机	岛津公司	AG1 - 50kN

四、实验方法与步骤

1. 静电纺丝装置的搭建

静电纺丝装置主要由三部分组成，分别是高压电源、喷射装置和接收装置。

（1）高压电源（见图 5 - 1）：在静电纺丝过程中，高压电源主要用于产生强电场，通过电场将聚合物溶液或熔融聚合物纺织成纤维。

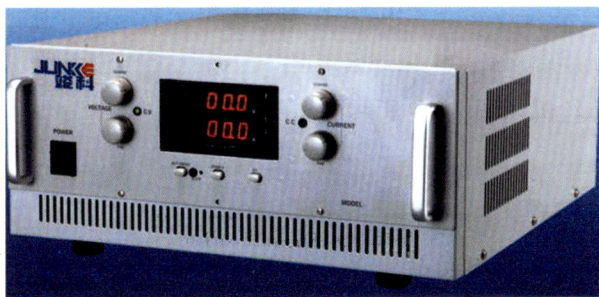

图 5 - 1　高压电源

（2）喷射装置（见图 5 - 2）：喷射装置主要由注射泵、针筒和针头组成，主要作用为把纺丝液挤到强电场中。

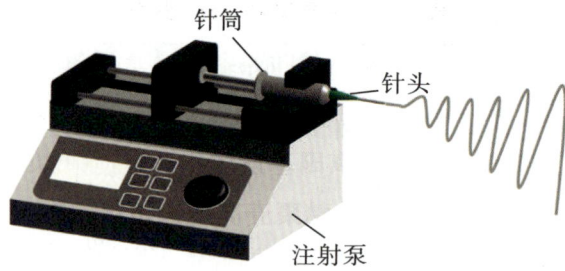

图 5 – 2　喷射装置

（3）接收装置：接收装置又称为收集装置或接收板，用于收集纳米纤维。接收装置的形式是多样化的，包括滚筒型收集器、L 形收集器和碟形收集器等，如图 5 – 3 所示。

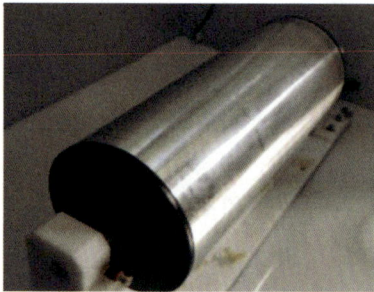 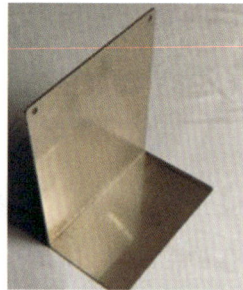 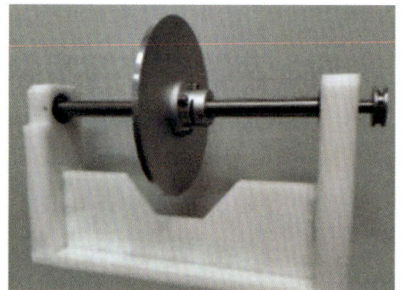

（a）滚筒型收集器　　　　（b）L 形收集器　　　　（c）碟形收集器

图 5 – 3　接收装置

搭建好的静电纺丝机如图 5 – 4 所示。

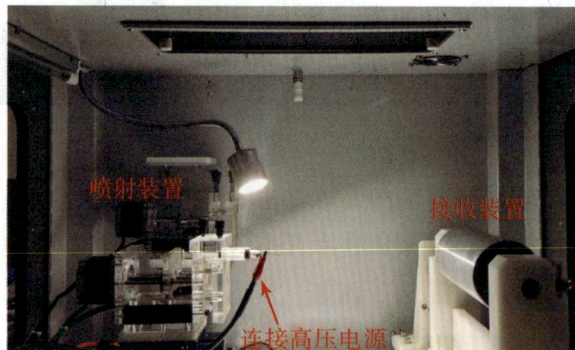

图 5 – 4　静电纺丝机

2. 静电纺丝膜的制备

（1）将 2 g PCL 加入 10 mL DCM/DMF（6/4 体积比）混合溶剂体系中，混合搅拌均匀，得到纺丝液。

（2）将纺丝液抽入 20 mL 注射针筒中，注意防止空气混入。选用合适的静电纺织专用注射针头（注意针头务必平整）。

（3）调整纺丝电压为 5~20 kV，接收距离为 10~12 cm，流速为 1~2 mL/h。观察喷出丝为连续状，即可开始制备静电纺丝膜。

（4）纺丝结束后，将得到的静电纺丝膜放到 50 ℃真空干燥箱或室温下通风干燥的环境。

3. 静电纺丝膜的表征

（1）SEM 观察：用双面导电胶将材料固定在样品台上，然后对样品表面进行喷金处理，放入扫描电子显微镜中观察。

（2）力学性能测试：在室温下，采用万能材料试验机测定纤维膜的力学性能。将纤维膜切成条状（10 mm×40 mm），每组 5 个平行样，使用 10 kN 传感器，在载荷 - 变形模式下将速度设置为 5 mm/min，获得应力 - 应变曲线。根据应力 - 应变曲线，计算其模量、延伸率和强度。

五、实验结果与讨论

（1）观察静电纺丝过程，调整电压、纺丝液浓度、接收距离和给料速度，了解上述因素对成丝性能的影响。

（2）结合 SEM，了解静电纺丝工艺对纤维形态和尺寸的影响。

（3）根据静电纺丝膜的力学性能测试结果，分析静电纺丝工艺对静电纺丝膜力学性能的影响。

六、注意事项

（1）高压危险，严禁违章操作。

（2）在纺丝过程中，应佩戴防护镜和口罩来观察。

七、思考题

静电纺丝纤维具有与细胞外基质相似的结构，请问如何更好地调控其结构，使其具有优越的促组织修复功能？

实验十六　无机填料堵塞型牙本质小管封堵材料的制备

一、背景介绍

　　牙本质敏感（Dentin Hypersensitivity）是常见的口腔问题之一。流行病学研究显示，该病在口腔问诊中占比高达 57%。牙本质小管暴露是该病发生的关键。牙本质是牙齿的外层结构，保护着内部的牙髓，牙本质小管则是连通牙齿表面和牙髓腔的小管道，其中充满着液体和微生物。当这些小管道暴露时，外界液体或刺激源侵入小管中，向牙髓腔内传递压力或刺激，从而引起疼痛和不适，尤其是食物残渣、细菌等的侵入会造成炎症和感染，加重疼痛和不适。因此，用脱敏材料、氟保护漆、树脂黏结剂等封堵暴露的牙本质小管，进而减少或避免牙本质小管内液体流动，成为临床治疗的有效方法。

　　牙本质小管连通牙髓腔和牙齿外界，属于细长管道结构，其近牙髓端较粗，直径约为 2.5 μm，越向表面越细，近表面处约为 1 μm。如要通过物理方式填塞牙本质小管，纳米尺度的无机填料是常见的选择之一。常见的纳米无机填料包括纳米羟基磷灰石（nHAP）、纳米金、纳米银等，它们通过吸附或渗透原理进入牙本质小管内，堵住管道，起到隔绝外界刺激的目的。此法简单，但材料成本较高，被动渗透的深度较浅，长期效果不佳。理论上，纳米尺度的颗粒均可作为封堵材料，其中 nHAP 与牙本质矿物成分接近，且具有良好的生物相容性和生物安全性，被更多地应用于牙本质小管封堵中。

二、实验目的

　　（1）熟悉 nHAP 糊剂封堵牙本质小管的基本原理。

　　（2）掌握 nHAP 糊剂的制备与表征方法。

　　（3）学会评估 nHAP 糊剂用于牙本质小管封堵的效果。

　　（4）学会使用 X 射线衍射仪（XRD）、傅里叶变换红外光谱仪（FTIR）和扫描电子显微镜（SEM）的表征方法。

三、实验材料与仪器

1. 实验材料

主要实验材料如表5-3所示。

表5-3　主要实验材料一览表

实验材料	生产厂家	规格/级别
四水硝酸钙 [$Ca(NO_3)_2 \cdot 4H_2O$]	国药集团化学试剂有限公司	AR
磷酸铵 [$(NH_4)_3PO_4$]	国药集团化学试剂有限公司	AR
浓氨水	国药集团化学试剂有限公司	AR
无水乙醇	国药集团化学试剂有限公司	AR
海藻酸钠	国药集团化学试剂有限公司	AR
磷酸	国药集团化学试剂有限公司	AR
离体牙样本	根据医学伦理从临床途径获取	—

2. 实验仪器

主要实验仪器如表5-4所示。

表5-4　主要实验仪器一览表

实验仪器	生产厂家	型号
电子分析天平	上海舜宇恒平科学仪器有限公司	FA224L
高速离心机	上海卢湘仪离心机仪器有限公司	H-180R
酸度计	上海仪电科学仪器股份有限公司	PHS-25
牙科手机	佛山市宇森医疗器械有限公司	CX207-A
X射线衍射仪（XRD）	日本理学公司	Ultima IV
傅里叶变换红外光谱仪（FTIR）	Thermo Fisher Scientific	Nicolet iS10
场发射扫描电子显微镜（FESEM）	Carl Zeiss AG	Ultra 55

四、实验方法与步骤

1. 纳米羟基磷灰石糊剂的制备

（1）在 200 mL 去离子水中，先后加入 23.641 g Ca(NO$_3$)$_2$·4H$_2$O 和 8.945 g (NH$_4$)$_3$PO$_4$，持续搅拌，加入氨水使溶液 pH 值维持在 11～12，继续剧烈搅拌 1 h。

（2）将溶液静置陈化过夜，形成均匀白色沉淀，用离心机以 10 000 rpm 离心 5 min 收集沉淀，用去离子水洗涤 1 次，再用无水乙醇洗涤 3 次，离心，弃上清液，沉淀置于烘箱中，在 60 ℃下干燥，即可得到 nHAP。

（3）称取海藻酸钠加入去离子水中，持续搅拌直至充分溶解，形成 1 wt% 的海藻酸钠溶液。按 200 mg/mL 的比例将合成的 nHAP 加入海藻酸钠溶液中，持续搅拌，并超声 10 min 使 nHAP 均匀分散，得到 nHAP 糊剂。

2. 材料的表征

（1）XRD 检测：采用 X 射线衍射仪表征 nHAP 的物相。具体方法如下：将合成的 nHAP 粉末充分研磨，完全烘干至恒重，以 Cu Kα 射线为线源，波长为 0.154 nm，步长为 0.02°，扫描速率为 10 s/（°），扫描范围为 10°～80°。使用 Jade 6.5 软件和 PDF－2 数据库对实验获得的 nHAP 物相数据进行处理。

（2）FTIR 分析：采用傅里叶变换红外光谱仪分析 nHAP 的结构信息。具体方法如下：将合成的 nHAP 粉末充分研磨，完全烘干至恒重，按 1∶50 的质量比称取样品与溴化钾粉末混合，充分研磨，利用压片机及模具将粉末压制成薄片，压强控制为 5 MPa，保压 1 min，对薄片进行检测，扫描范围为 400～4 000 cm^{-1}。

（3）SEM 观察：采用场发射扫描电子显微镜观察 nHAP 的形貌和尺寸信息。具体方法如下：将 nHAP 粉体样品超声分散于无水乙醇中，用吸管将其滴到玻璃片或硅片表面，待乙醇挥发后，用导电胶将玻璃片或硅片固定于样品台上，对样品进行喷铂或喷金处理，置于电子显微镜样品仓内观察。选取至少 100 个颗粒，采用 Image J 软件测量颗粒尺寸，统计其粒径。

3. 牙本质小管封堵方法

（1）选择新鲜拔除的无龋磨牙，清除牙垢和附着的软组织，在 75% 酒精中浸泡 15 min 以上，之后贮存于蒸馏水中。用低速牙科手机或低速切割机在水冷却下，以与牙长轴垂直的角度，在牙冠最宽处，于咬合面釉质以下，牙髓腔的咬合面边界以上，切取厚度为 0.5±0.05 mm 的牙本质片，如图 5－5 所示。

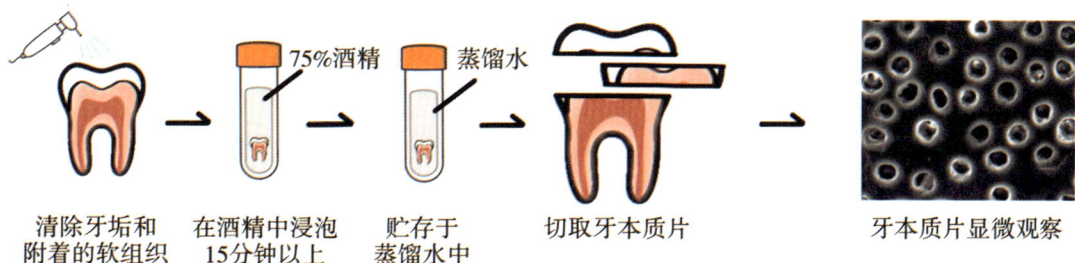

图 5 - 5　牙本质片制备流程示意图

（2）所有牙本质片用 35 wt% 磷酸溶液双面酸蚀 30 s，去除玷污层，用去离子水冲洗干净，再于去离子水中超声清洗 5 min。

（3）用 75% 酒精将牙本质片样品擦净、消毒、晾干，根据不同处理方式将样品随机分为两组（每组 4 片）：

对照组（空白对照）：不处理。

实验组：取适量 nHAP 糊剂均匀涂抹于牙本质片样品上，在空气中自然晾干（约 30 min），再用去离子水冲洗，然后晾干即可。

4. **牙本质小管封堵效果评估**

利用 SEM 观察牙本质表面是应用较早且较简便的研究方法之一，可观察牙本质小管的形态、数目、开放情况以及表面沉积物等，还可计算牙本质小管的封堵率。即利用 SEM 观察对照组牙本质片和实验组牙本质片表面形态，记录一定区域内的未封闭小管数量，计算使用材料后的牙本质小管封堵率，用以评价封堵效果。

具体方法如下：待实验组和对照组牙本质片干燥后，在 SEM 下观察牙本质小管封堵情况。观察时，实验组和对照组牙本质片所选位置应为对称区域。在选定区域的电镜照片中，将实验组牙本质片未被堵塞的牙本质小管计数记为 N_0，将对照组牙本质片开口小管计数记为 N_1，根据式（5 - 1）进行封堵率的计算。封堵效果用 3 组平行实验的平均牙本质小管封堵率和标准差表示。

$$牙本质小管封堵率 = \frac{N_1 - N_0}{N_1} \times 100\% \tag{5 - 1}$$

五、实验结果与讨论

（1）根据 XRD、FTIR 和 SEM 的结果，分析材料的物相、成分和粒度。

（2）根据牙本质小管封堵的观察情况，探讨无机填料封堵牙本质小管的作用机理。

六、注意事项

（1）使用氨水时，要在通风橱内操作，保持周围环境通风。

（2）牙本质片的酸蚀时间要严格控制，避免过度酸蚀。

七、思考题

无机填料颗粒的表面电荷或其他特性会对牙本质小管的封堵有什么影响？

实验十七　再矿化型牙本质小管封堵材料的制备与表征

一、背景介绍

近年来，仿生再矿化材料在口腔医学领域的应用与研究日益受到关注，为牙体硬组织的微创修复提供了全新的材料。针对牙本质敏感，已有许多再矿化材料通过化学或物理化学作用（如与牙本质中的基团键合或与离子螯合），使牙本质再矿化或在其表面沉积难溶性矿物。这类再矿化材料较多，有草酸钾、锶盐（氯化锶、乙酸锶）、磷酸钙盐、硅酸钙盐（生物玻璃、硅酸钙）、氟制剂（氟钼酸铵、氟化氨银、氟化钠、氟化亚锡）、氢氧化钙、精氨酸（与碳酸钙结合沉淀）等，通常含氟，可简单家用（可被添加于牙膏或漱口水中）。长期来看，矿化产物会随着口腔微环境的变化逐渐发生降解：对于多数氟制剂而言，通常会形成氟磷灰石类矿物，比较稳定；一些材料则会诱导快速矿化形成亚稳态矿物，这类矿物则溶解较快，难以保证封堵效果；矿化效果与降解情况还与渗透深度有关，因此各种再矿化型封堵材料的长期效果差异大。另外，部分材料（如氢氧化钙、硅酸钙等）本身的强碱性对牙周、髓腔软组织及成牙本质细胞具有一定的刺激性。生物活性玻璃（Bioactive Glass，BAG）是一种人工合成的高活性可降解材料，具有特有的无机非晶态结构，其降解释放的离子有助于加快矿化速度、促进成牙本质分化，是牙本质敏感治疗再矿化剂的理想选择之一。

二、实验目的

（1）熟悉再矿化型材料封堵牙本质小管的基本原理。

（2）掌握再矿化型材料的制备与表征方法。

（3）学会再矿化型材料用于牙本质小管封堵的效果评估方法。

三、实验材料与仪器

1. 实验材料

主要实验材料如表 5 - 5 所示。

表 5 - 5　主要实验材料一览表

实验材料	生产厂家	规格/级别
磷酸三乙酯	国药集团化学试剂有限公司	AR
四水硝酸钙	国药集团化学试剂有限公司	AR
正硅酸四乙酯	国药集团化学试剂有限公司	AR
十二胺	国药集团化学试剂有限公司	AR
无水乙醇	国药集团化学试剂有限公司	AR
离体牙样本	根据医学伦理从临床途径获取	—

2. 实验仪器

主要实验仪器如表 5 - 6 所示。

表 5 - 6　主要实验仪器一览表

实验仪器	生产厂家	型号
电子分析天平	上海舜宇恒平科学仪器有限公司	FA224L
高速离心机	上海卢湘仪离心机仪器有限公司	H - 180R
酸度计	上海仪电科学仪器股份有限公司	PHS - 25
冷冻干燥机	宁波市双嘉仪器有限公司	SJIA - 18N

（续上表）

实验仪器	生产厂家	型号
马弗炉	合肥科晶材料技术有限公司	GSL – 1400X
牙科手机	佛山市宇森医疗器械有限公司	CX207 – A
X 射线衍射仪（XRD）	日本理学公司	Ultima IV
傅里叶变换红外光谱仪（FTIR）	Thermo Fisher Scientific	Nicolet iS10
场发射扫描电子显微镜（FESEM）	Carl Zeiss AG	Ultra 55

四、实验方法与步骤

1. 生物玻璃糊剂的制备

（1）配制 160 mL 无水乙醇和 50 mL 去离子水的混合溶液，持续搅拌，加入 12 g 十二胺，再剧烈搅拌 15 min，使其充分溶解形成均质溶液。

（2）往上述溶液先后缓慢加入 16 mL 正硅酸四乙酯、2.446 mL 磷酸三乙酯和 6.8 g 四水硝酸钙，继续搅拌 3 h 后静置陈化若干小时（2～24 h），用离心机以 10 000 rpm 离心 5 min 后收集沉淀，用去离子水和无水乙醇各洗涤沉淀 3 次，最后得到湿态白色沉淀。将所得白色沉淀冷冻干燥，置于马弗炉中在 650 ℃下煅烧 3 h，即得到 BAG。

（3）称取海藻酸钠加入去离子水中，持续搅拌直至充分溶解，形成 1 wt% 的海藻酸钠溶液。按 200 mg/mL 的比例将合成的 BAG 加入海藻酸钠溶液中，持续搅拌，并超声 10 min 使 BAG 均匀分散，得到生物玻璃糊剂。

2. 材料的表征

（1）XRD 检测：采用 X 射线衍射仪表征 BAG 的物相。具体方法如下：将合成的 BAG 粉末充分研磨，完全烘干至恒重，以 Cu Kα 射线为线源，波长为 0.154 nm，步长为 0.02°，扫描速率为 10 s/（°），扫描范围为 10°～80°。使用 Jade 6.5 软件和 PDF – 2 数据库对实验获得的 BAG 物相数据进行处理。

（2）FTIR 分析：采用傅里叶变换红外光谱仪分析 BAG 的结构信息。具体方法如下：将合成的 BAG 粉末充分研磨，完全烘干至恒重，按 1：50 的质量比称取样品与溴化钾粉末混合，充分研磨，利用压片机及模具将粉末压制成薄片，压强控制为 5 MPa，保压 1 min，对薄片进行检测，扫描范围为 400～4 000 cm^{-1}。

（3）SEM 观察：采用场发射扫描电子显微镜观察 BAG 的形貌、尺寸信息。具体方法如下：将 BAG 粉体样品分散于样品台的导电胶表面，吹去未粘紧的粉体，对样品进行喷铂处理，置于电子显微镜样品仓内观察。选取至少 100 个颗粒，采用 Image J 软件测量颗粒尺寸，统计其粒径。

3. 牙本质小管封堵方法

（1）选择新鲜拔除的无龋磨牙，清除牙垢和附着的软组织，在 75% 酒精中浸泡 15 min 以上，之后贮存于蒸馏水中。用低速牙科手机或低速切割机在水冷却下，以与牙长轴垂直的角度，在牙冠最宽处，于咬合面釉质以下，牙髓腔的咬合面边界以上，切取厚度为 0.5±0.05 mm 的牙本质片。

（2）所有牙本质片用 35 wt% 磷酸溶液双面酸蚀 30 s，去除玷污层，用去离子水冲洗干净，再于去离子水中超声清洗 5 min。

（3）用 75% 酒精将牙本质片样品擦净、消毒、晾干，根据不同处理方式将样品随机分为两组（每组 4 片）：

对照组（空白对照）：不处理。

实验组：取适量生物玻璃糊剂均匀涂抹于牙本质片样品上，在空气中自然晾干（约 30 min），再用去离子水冲洗，然后晾干即可。

4. 牙本质小管封堵效果评估

评估方法参考实验十六。利用 SEM 观察牙本质小管的形态、数目、开放情况以及表面沉积物等，计算牙本质小管的封堵率。封堵效果用 3 组平行实验的平均牙本质小管封堵率和标准差表示。

五、实验结果与讨论

（1）根据 XRD、FTIR 和 SEM 的结果，分析材料的物相、成分和粒度。

（2）根据牙本质小管封堵情况，探讨再矿化型材料封堵牙本质小管的作用机理。

六、注意事项

（1）注意工艺参数与实验条件，控制颗粒尺寸。

（2）BAG 颗粒的分散性会影响封堵效果，可通过超声提升 BAG 的均匀分散性。

七、思考题

如何调节 BAG 组成与结构以提升长期封堵效果？

实验十八　口腔种植体的初步设计与应力分析

一、背景介绍

口腔种植体的生物力学相容性与很多因素相关，如种植体材料本身具有的弹性模量、强度等力学性能，种植体受咀嚼荷载后骨组织应力的传导及分布等，这些因素直接或间接地影响着种植体的初期稳定性及长期治疗效果。除材料外，口腔种植体的生物力学相容性与种植体的几何设计也有很大关系。本实验将探讨种植体的直径、长度、螺纹形态以及螺距对骨组织应力状态的影响，研究口腔种植体的设计并优化其结构，从而提高口腔种植体的生物力学相容性，这对提高口腔种植体的长期治疗效果和成功率有重要意义。

二、实验目的

（1）了解有限元分析软件。
（2）掌握有限元分析的基本原理和方法。
（3）掌握有限元分析在生物材料设计中的应用。

三、软件介绍

有限元分析（Finite Element Analysis，FEA）利用近似数学的方法对真实物理系统（几何和荷载工况）进行模拟，利用简单而又相互作用的元素（即单元），就可以用有限数量的未知量去逼近无限未知量的真实系统。目前，常用的通用有限元分析软件有ABAQUS、ALGOR、ANSYS等，本研究采用美国Ansys公司的Workbench 2021数值模拟。Workbench平台是数据共享平台，用户可通过Workbench平台整合CAD和CAE软件的数据资源，从而方便高效地进行产品分析及优化。Workbench平台能直接读取各种CAD软件建立的模型文件，并可借助ANSYS Design-Modeler对模型进行调整，之后调用Meshing模块进行网格划分，利用ANSYS Mechanical模块对模型求解。模型的几何参数、接触关系在导入后可自动识别，也可以手动调整。计算完成后，用户可以自定义结果的输出，可输出云图、峰值等常用结果。和ANSYS经典界面相比，Workbench

平台的用户界面更为友好，且具备经典 ANSYS 的大部分核心算法（结构、流体、电磁场等），因此本实验选择 Workbench 平台进行三维有限元分析。

四、实验过程

1. 颌骨与种植体的几何模型

本实验使用 MIMICS 10.0、Geomagic 12.0 和 Solid Works 2016 建立部分颌骨、牙齿以及种植体的几何模型。

（1）颌骨和牙齿模型：颌骨和牙齿不是简单规则的几何体，直接在建模软件上建立形态真实的颌骨和牙齿模型比较困难。为了获取精准真实的颌骨形态，可借助计算机断层扫描（Computed Tomography，CT）扫描颌骨，并对颌骨和牙齿进行建模。颌骨和牙齿模型可采用上下全颌骨或三牙模型。本实验采用三牙模型（见图 5 - 6）。

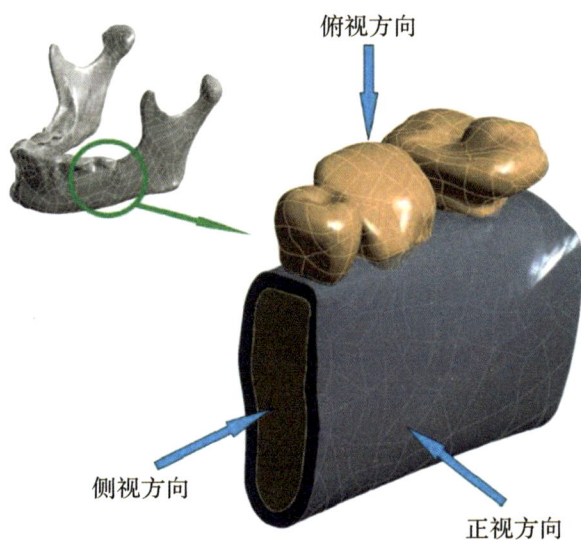

图 5 - 6 数值分析选取的颌骨部位及用于模拟的三牙模型

（2）种植体模型：将三牙模型中间的牙齿替换为种植体，建立含种植体的颌骨模型，原本施加在牙齿上的咀嚼荷载将施加到种植体基台上。种植体模型是基于现有的商用种植体建立的，原型取自韩国登腾医疗器械公司的 FX 4510 SW 种植体。种植体具体的形态及尺寸见图 5 - 7。

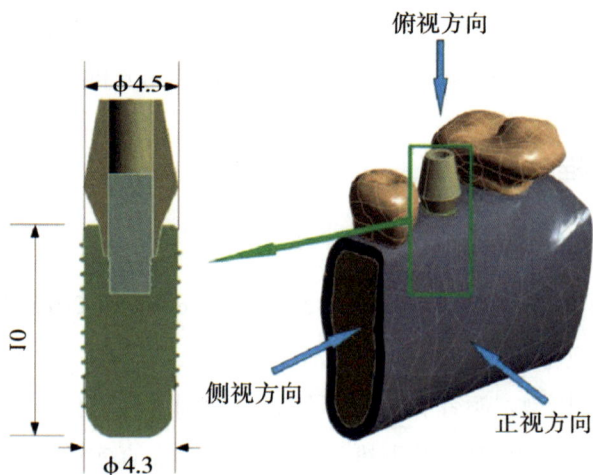

图 5 - 7　种植体尺寸及用于模拟的颌骨模型

将生成的几何模型导入 Workbench 15.0，以约 0.4 mm 的尺寸、六面体为主划分单元。本次模拟中假设种植体和骨组织发生了全部的骨结合，种植体与骨组织界面间无分离以及相对错动现象的发生。

2. 种植体材料对周围骨组织应力分布的模拟

（1）材料属性：设定实验参数如表 5 - 7 所示。

表 5 - 7　模拟中使用的材料参数及来源

材料		弹性模量/GPa	来源
生物材料	牙釉质	84.1	参考文献［3］
	牙本质	15	参考文献［4］
	松质骨	1.37	参考文献［2］
	皮质骨	13.4	参考文献［2］
种植体材料	不锈钢（316SS）	200	—
	纯钛	110	—
	聚醚醚酮（PEEK）	3.7	https://www.victrex.com

（2）荷载和约束条件：本实验采用的是 100 N 静力模拟咀嚼垂直荷载，考虑到水平荷载，选择 30°作为倾斜加载的方向。但出于简化的原因，本实验将皮质骨与松质骨的参数定义为均匀各向同性的材料。

（3）种植体评估指标：本实验通过 Von Mises 等效应力峰值，评估口腔种植体是否存在给周围骨组织带来过高负荷的风险；同时，加入皮质骨位移量。

3. 种植体几何设计对周围骨组织应力分布的模拟

（1）长度和直径：种植体简化为一段式，螺纹形态为 V 型螺纹，螺纹高度与螺纹厚度为 0.2 mm，螺距为 1 mm，螺纹区域长度与种植体长度有关。种植体的长度分别为 6 mm、8 mm 和 10 mm，直径分别为 3 mm、3.8 mm 和 4.5 mm，共九种种植体。

（2）根据基础螺纹形态，建立四个简化的种植体模型，分析四种基础螺纹对骨组织应力状态的影响。种植体被简化为一段式，底部为半球状。除了螺纹的基础形态以外，这几个种植体模型的其余参数均相同：种植体的直径为 4.5 mm，植入深度为 10 mm，底部为半球形设计，螺纹区域长度为 6 mm，螺纹高度与螺纹厚度均为 0.2 mm，螺距为 0.7 mm。种植体模型及对应的螺纹形态见图 5-8。

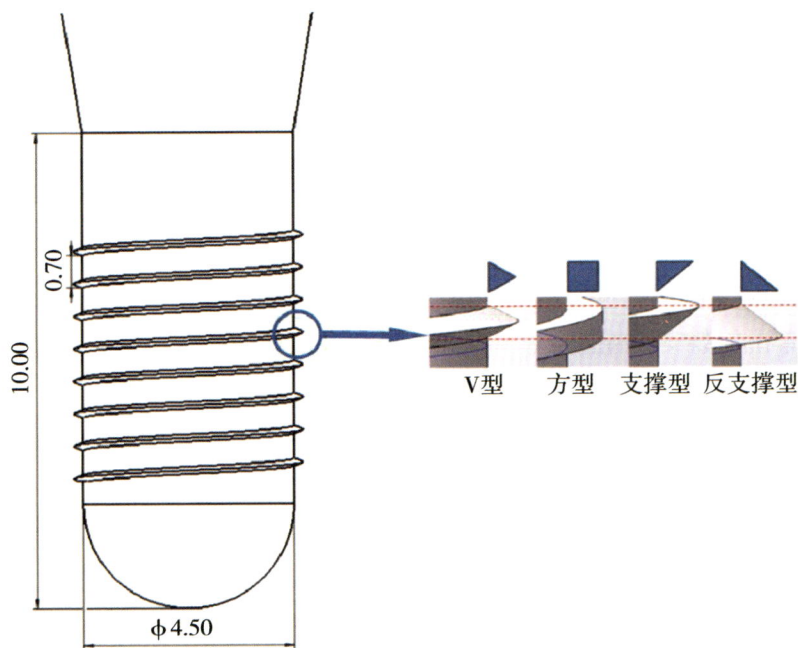

图 5-8　用于分析的种植体模型及四种螺旋形螺纹形态

（3）进行垂直荷载和斜荷载下的模拟分析。

五、结果与讨论

（1）讨论材料的模量对种植体植入后的周围组织应力影响规律及相应的机制。

（2）讨论种植体的几何形态对种植体植入后的周围组织应力影响规律，并探索最大影响因素。

六、注意事项

（1）边界条件的定义及确定。

（2）网格划分的特点与质量。

（3）施加荷载的准确性。

七、思考题

有限元分析在生物体内开展应力分析的局限是什么？

参考文献

［1］何平. 同轴双载药纺丝膜的制备及其在引导组织再生中的应用［D］. 广州：暨南大学，2018.

［2］BAGLAR S, ERDEM U, DOGAN M, et al. Dentinal tubule occluding capability of nano-hydroxyapatite；the in-vitro evaluation［J］. Microscopy research and technique, 2018, 81（8）：843 – 854.

［3］VERMA R, MISHRA S R, GADORE V, et al. Hydroxyapatite-based composites：Excellent materials for environmental remediation and biomedical applications［J］. Advances in colloid and interface science, 2023, 315：1 – 26.

［4］YEZDNI S, KOTHARI T, KUMAR P S, et al. Effect of commercial desensitizing agents and eggshell derived nano-hydroxyapatite on bond strength of a universal adhesive to dentin［J］. Surfaces and interfaces, 2023, 42：1 – 9.

［5］JAFARI N, HABSHI M S, HASHEMI A, et al. Application of bioactive glasses in various dental fields［J］. Biomaterials research, 2022, 26（1）：1 – 15.

［6］SHEARER A, MONTAZERIAN M, Sly J J, et al. Trends and perspectives on the commercialization of bioactive glasses［J］. Acta biomaterialia, 2023, 160：14 – 31.

［7］TAN S L, CHEN S S, LEI Q, et al. A novel rapidly mineralized biphasic calcium phosphate with high acid-resistance stability for long-term treatment of dentin hypersensitivity［J］. Dental materials, 2023, 39（3）：260 – 274.

［8］ ABBASSY M A, BAKRY A S, HILL R, et al. Fluoride bioactive glass paste improves bond durability and remineralizes tooth structure prior to adhesive restoration［J］. Dental materials, 2021, 37（1）: 71 - 80.

［9］ LEE E M R, BORGES R, MARCHI J, et al. Bioactive glass and high-intensity lasers as a promising treatment for dentin hypersensitivity: an in vitro study［J］. Journal of biomedical materials research, part b: applied biomaterials, 2020, 108（3）: 939 - 947.

［10］ 林俊雄. 一种新型芯结构口腔种植体的初步设计与分析［D］. 广州: 华南理工大学, 2018.

［11］ SCHWITALLA A D, ABOU-EMARA M, SPINTIG T, et al. Finite element analysis of the effects of PEEK dental implants on the peri-implant bone［J］. Journal of biomechanics, 2015, 48（1）: 1 - 7.

［12］ 刘展, 钱英莉, 樊瑜波. 牙釉质和牙髓不同材料属性对牙周组织应力分布的影响［J］. 四川大学学报（工程科学版）, 2010, 42（6）: 187 - 191.

［13］ 郑庄, 唐亮, 黎明庆. 活髓牙本质与无髓牙本质的力学性能比较［J］. 实用口腔医学杂志, 2006, 22（6）: 755 - 758.

［14］ SAROT J R, CONTAR C M M, CRUZ A C C D, et al. Evaluation of the stress distribution in CFR-PEEK dental implants by the three-dimensional finite element method［J］. Journal of materials science: materials in medicine, 2010, 21（7）: 2079 - 2085.

第六章 血液相容性材料的制备与评价

　　血液相容性材料是指在与血液直接或间接接触时，能够保持血液的正常生理功能而不发生变化，不对血液产生不良副作用（如凝血、溶血等反应）的一类材料。无论是输血器、血袋、透析器、氧合器等一次性使用的医疗器械，还是人工血管支架、人工血管、人工心脏瓣膜等植/介入类医疗器械，都对所使用的生物材料的血液相容性有较高的要求。生物学评价的国家标准如 GB/T 16886.4 及 GB/T 14233.2 等，对此类产品的血液相容性评价的指标及方法有着严格的规定。

　　血液相容性材料一直是生物材料研究领域的热点和难点，除了模拟人体血管内膜结构构建新型的化合物外，也可利用表面改性等方法赋予现有的已市场化的材料良好的血液相容性。此外，材料的血液相容性评价方法也是目前研究关注的焦点。本章的内容主要包括血液相容性材料的制备、生物材料的表面改性以及材料的溶血实验、凝血实验等血液相容性评价的方法，使学生在掌握材料基本性质的同时，能够根据现有标准或研究前沿，设计并实施对生物材料血液相容性的评价方案。

实验十九　醋酸纤维素的制备及溶血性能检测

一、背景介绍

　　醋酸纤维素（Cellulose Acetate，CA）是以醋酸作为溶剂，以乙酸酐作为乙酰化试剂，在强氧化剂的催化作用下发生酯化反应而得到的一种热塑性树脂（见图 6-1），是最早实现商业化生产的纤维素衍生物。醋酸纤维素具有良好的血液相容性和成膜性，可被制作成微孔膜，这种膜允许低分子量的代谢产物通过，而血细胞和血浆蛋白则无法通过。醋酸纤维素膜的这种选择透过性能够有效地清除血液中的有害物质，因此常被用于制作血液透析器的中空纤维膜。

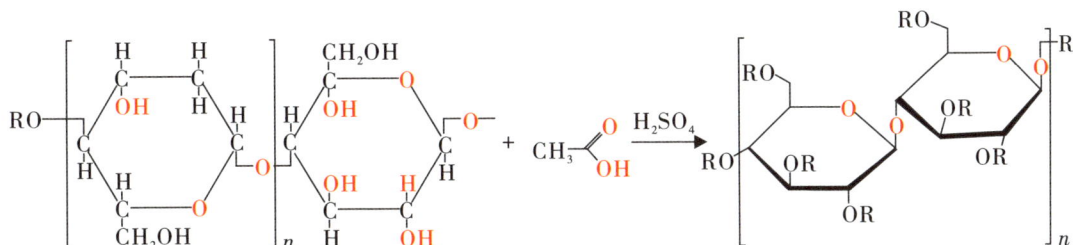

图6-1　纤维素制备醋酸纤维素的反应机理

在血液相容性评价中，材料的溶血性能是其中一项重要指标。溶血指的是血液中的红细胞在与材料接触时，细胞膜由于渗透压改变而被破坏，释放出血红蛋白的过程。材料释放出的小分子物质，如某些金属离子、有机化合物等，或者材料表面的物理化学性质，如表面电荷、亲疏水性等，都有可能对红细胞产生不良影响。许多生物材料的国家或行业标准对材料的溶血性能有着明确规定，一般要求医学领域使用的材料的溶血率要小于5%，因此掌握材料溶血率的检测方法，对于表征生物材料的生物相容性以及开发新型的生物材料有着重要的意义。目前，检测材料的溶血性能一般采用氰化高铁血红蛋白法和游离血红蛋白直接测定法，其中游离血红蛋白直接测定法因较为简便而为许多标准所采用。其基本原理是直接测试检验液中的游离血红蛋白量，血红蛋白在波长为545 nm处有最大吸收峰，因此可利用紫外-可见分光光度计在此波长处对检验液的吸光度进行检测。

本实验利用纤维素改性制备醋酸纤维素，采用游离血红蛋白直接测定法测试制备的醋酸纤维素的溶血性能。

二、实验目的

（1）掌握醋酸纤维素的制备方法。

（2）掌握游离血红蛋白直接测定法测试溶血性能的原理及方法。

（3）掌握紫外-可见分光光度计的使用方法。

三、实验材料与仪器

1. 实验材料

主要实验材料如表6-1所示。

表6-1　主要实验材料一览表

实验材料	生产厂家	规格/级别
纤维素	Sigma – Aldrich	—
冰醋酸	上海阿拉丁生化科技股份有限公司	≥99%
乙酸酐	Sigma – Aldrich	≥98%
浓硫酸	上海阿拉丁生化科技股份有限公司	≥98%
草酸钾抗凝兔血	广州鸿泉生物科技有限公司	—
氯化钠注射液	上海华源制药股份有限公司	0.9%

2. 实验仪器

主要实验仪器如表6-2所示。

表6-2　主要实验仪器一览表

实验仪器	生产厂家	型号
磁力加热搅拌器	广州国睿科学仪器有限公司	Control ECO
紫外 – 可见分光光度计	Thermo Fisher Scientific	UL61010 – 1
台式离心机	北京雷勃尔医疗器械有限公司	LD – 52A
恒温水浴锅	上海一恒科学仪器有限公司	Hws – 26
移液枪	大龙兴创实验仪器（北京）股份公司	100 ~ 1 000 μL

四、实验方法与步骤

1. 醋酸纤维素的制备

（1）分别在烧杯中加入 5 g 纤维素、35 mL 冰醋酸、4 滴浓硫酸和 25 mL 乙酸酐，用表面皿盖口后于 60 ℃ 恒温水浴中加热，在磁力搅拌的条件下反应 2 h，成均相糊状物。

（2）向上述糊状物中加入 500 mL 去离子水，并保持温度 60 ℃，搅拌均匀后静置 30 min，过滤后去掉滤液，保留滤渣；将滤渣用去离子水反复洗涤至洗出液为中性，干燥后得到醋酸纤维素。

2. 醋酸纤维素的溶血性能检测

（1）称取 1 g 醋酸纤维素，加入 10 mL 0.9% 氯化钠注射液。阴性对照组每管加入 10 mL 氯化钠注射液，阳性对照组每管加入 10 mL 去离子水，每组平行 3 管。将全部试管放入恒温水浴中，37 ℃保温 30 min。

（2）取 8 mL 新鲜草酸钾抗凝兔血，加入 10 mL 0.9% 的氯化钠注射液稀释。

（3）用移液枪向保温后的每支试管中加入 0.2 mL 稀释抗凝兔血，轻轻混匀，置于 37 ℃水浴中继续保温 60 min。

（4）吸出管内液体至离心管中，以 3 000 rpm 离心 5 min。

（5）吸取上清液移入比色皿内，用紫外－可见分光光度计在波长 545 nm 处测定吸光度；供试品组和对照组吸光度均取 3 管的平均值，注意阴性对照组的吸光度应不大于 0.03，阳性对照组的吸光度应为 0.8 ± 0.3，否则应重新实验。按下列公式计算溶血率：

$$溶血率 = \frac{A - B}{C - B} \times 100\% \qquad (6-1)$$

式中，A 是供试品组吸光度；B 是阴性对照组吸光度；C 是阳性对照组吸光度。

五、实验结果与讨论

（1）按表 6-3 填写并计算醋酸纤维素的溶血率，试分析其溶血性能是否符合生物材料标准。

表 6-3

	吸光度			平均值	溶血率
样品					
阴性对照					
阳性对照					

（2）讨论实验中设置阴性对照和阳性对照的目的。

（3）讨论采用氯化钠注射液作为阴性对照，去离子水作为阳性对照的原因。

六、注意事项

（1）用移液枪将血液缓慢滴入试管中，轻轻反复吸取使血液均匀分布，注意不要产生气泡。

（2）使用紫外－可见分光光度计测样品和阴性对照时，应采用氯化钠注射液作为空白；测阳性对照时，应采用去离子水作为空白。

七、思考题

除了醋酸纤维素外，还有哪些纤维素衍射物可用于生物材料领域？

实验二十　硅橡胶膜的制备及动态凝血性能检测

一、背景介绍

以硅橡胶为代表的聚硅氧烷类材料是一类重要的医用高分子材料，它具有高度的热稳定性和耐腐蚀性，在医学领域常被用于制备医用黏合剂、医用导管、整形和修复外科、缓释和控释药物等，其对人体组织的反应极小，尤其是与血液接触后，不会引起血液成分的明显变化，也不易引起凝血、溶血等不良反应，在与血液接触类医疗器械中有广泛的应用前景。硅橡胶的制备方法可分为三大类：有机过氧化物引发自由基交联型（热硫化）、缩聚反应型（室温硫化）和加成反应型。其中加成反应型的反应条件温和，且副产物较少，如可将聚甲基氢硅氧烷与聚甲基乙烯基硅氧烷作为原料，在该反应中，聚甲基氢硅氧烷中的硅氢基团（Si—H）与聚甲基乙烯基硅氧烷中的乙烯基团（—CH＝CH$_2$）进行加成反应，在铂（Pt）作为催化剂的条件下，可形成交联的硅橡胶网络结构。

凝血是指血液由流动状态转变为不流动的凝胶状态这一过程。当血液与材料接触时，血小板沉积、黏附在材料表面发生变形并释放出凝血酶，在凝血酶的作用下，血液中可溶解的纤维蛋白原变为不可溶的纤维蛋白，从而产生凝血现象。评价材料凝血性能的方法有许多，其中动态凝血时间检测是一种较为直观且简便的实验方法，其检测的基本原理与溶血实验相似：将血液与材料直接接触后，用去离子水洗脱，与材料接触后未发生凝血反应的自由红细胞由此破裂，释放出的血红蛋白溶解在洗脱液中，破裂的自由红细胞数量越多，洗脱液的吸光度值就越高，即凝固在材料表面的红细胞数量越少，说明材料的抗凝血性能越好。

本实验以聚甲基氢硅氧烷与乙烯基封端二甲基聚硅氧烷作为原料制备硅橡胶膜，并利用动态凝血实验对其凝血性能进行评价。

二、实验目的

（1）掌握硅橡胶的制备方法。
（2）掌握动态凝血时间检测的原理及方法。

三、实验材料与仪器

1. 实验材料

主要实验材料如表6-4所示。

表6-4　主要实验材料一览表

实验材料	生产厂家	规格/级别
聚甲基氢硅氧烷	上海阿拉丁生化科学股份有限公司	—
乙烯基封端二甲基聚硅氧烷	上海阿拉丁生化科学股份有限公司	$M_w = 2\,000$
六水合氯铂酸	上海阿拉丁生化科学股份有限公司	纯度99.9%
四氢呋喃	上海阿拉丁生化科学股份有限公司	AR
枸橼酸抗凝兔血	广州鸿泉生物科技有限公司	—
氯化钙（$CaCl_2$）	上海阿拉丁生化科学股份有限公司	—

2. 实验仪器

主要实验仪器如表6-5所示。

表6-5　主要实验仪器一览表

实验仪器	生产厂家	型号
恒温摇床	上海捷呈实验仪器有限公司	YCT-80B
紫外-可见分光光度计	Thermo Fisher Scientific	UL61010-1
磁力加热搅拌器	广州国睿科学仪器有限公司	Control ECO
移液枪	大龙兴创实验仪器（北京）股份公司	0.5~10 μL

四、实验方法与步骤

1. 硅橡胶膜的制备

（1）分别称量 0.1 g 聚甲基氢硅氧烷与 0.5 g 乙烯基封端二甲基聚硅氧烷，置于 50 mL 锥形瓶中，加入 10 mL 四氢呋喃，磁力搅拌均匀。

（2）在溶液中加入 1 滴 5% 的六水合氯铂酸，将溶液于室温下浇铸在玻璃片上，置于通风橱中，待溶剂挥发后，置于加热板上，在 100 ℃ 下加热 20 ~ 30 min，使其交联成膜。小心取下，干燥保存。

2. 硅橡胶膜的动态凝血时间检测

（1）将制好的硅橡胶膜切成圆片，置于小烧杯底部的中心，置于 37 ℃ 恒温摇床中 5 min。

（2）用移液枪向薄膜中心注入 50 μL 枸橼酸抗凝兔血，恒温 5 min 后，向血液中加入 4 μL 浓度为 0.2 mol/L 的 $CaCl_2$ 溶液，摇晃烧杯 1 min，使 $CaCl_2$ 与血液混合均匀。

（3）分别恒温一定时间（5、10、20、30、40 min）后，取出烧杯，分别向烧杯加入 10 mL 蒸馏水，摇晃小烧杯 10 min 后吸取上清液。

（4）以去离子水作为空白对照，用紫外－可见分光光度计分别测量样品在波长为 540 nm 处的吸光度。每个材料做 3 次平行，并取平均值。样品的抗凝血性能可用下列公式计算：

$$BCI = \frac{I_s}{I_w} \times 100\% \qquad (6-2)$$

式中，BCI 是体外凝血指数；I_s 是血液、$CaCl_2$ 的混合液与样品接触一定时间后的吸光度；I_w 是血液与一定量的蒸馏水混合后的吸光度。

五、实验结果与讨论

（1）根据式（6-2）计算硅橡胶的凝血指数（见表 6-6），并评价其凝血性能。

表 6-6

t	5 min	10 min	20 min	30 min	40 min
I_s					
I_w					
BCI					

（2）讨论实验过程中加入 $CaCl_2$ 的目的。

六、注意事项

（1）实验中应注意防止气泡的产生，浇铸成膜时禁止晃动，并且保证硅油连续流动。静置后要保证溶剂基本挥发完再加热。

（2）四氢呋喃的挥发要在通风橱内进行。

（3）所有与血液接触的玻璃器皿在使用前都要经过硅烷化处理。

七、思考题

（1）是否所有的生物材料都需要具备良好的抗凝血性？

（2）影响生物材料凝血性能的主要因素是什么？

实验二十一　壳聚糖膜的制备及体外自发性血小板聚集检测

一、背景介绍

壳聚糖是从虾、蟹等甲壳纲动物的外壳中提取的甲壳素，经脱乙酰化反应后获得的一种天然高分子材料，其良好的凝血性能使其在医学领域得到广泛关注，经常被用于制备止血敷料。壳聚糖分子链上的氨基使其具有阳离子特性，不仅能够聚集带负电的红细胞，从而快速形成血凝块而止血，而且能够吸附聚集血小板活化过程中形成的大量电负性物质。血小板能够被牢固黏附在壳聚糖表面，还能进一步发生相互聚集，从而使血凝块变得更加牢固。

血小板对机体的凝血功能极为重要，其细胞行为往往受到与之接触的材料性质的影响。体外自发性血小板聚集实验是指在体外不加聚集诱导剂条件下，测试血小板自发地聚集在一起的过程，这是用来评价供试品对血小板功能的潜在影响的一个重要实验。一般认为，聚集率大于20%可确定为自发性聚集，提示血小板激活异常现象。

本实验首先制备壳聚糖膜，再利用血小板聚集仪评价其对血小板聚集性能的影响。

二、实验目的

（1）掌握壳聚糖膜的制备方法。

（2）掌握体外自发性血小板聚集的检测方法。

（3）掌握血小板聚集仪的使用方法。

三、实验材料与仪器

1. 实验材料

主要实验材料如表6-7所示。

表6-7　主要实验材料一览表

实验材料	生产厂家	规格/级别
壳聚糖	上海阿拉丁生化科技股份有限公司	脱乙酰度≥95%
冰醋酸	上海阿拉丁生化科技股份有限公司	AR
氢氧化钠（NaOH）	上海阿拉丁生化科技股份有限公司	AR
枸橼酸抗凝兔血	广州鸿泉生物科技有限公司	—

2. 实验仪器

主要实验仪器如表6-8所示。

表6-8　主要实验仪器一览表

实验仪器	生产厂家	型号
磁力加热搅拌器	广州国睿科学仪器有限公司	Control ECO
台式离心机	北京雷勃尔医疗器械有限公司	LD-52A
血小板聚集仪	继圣（上海）医疗器械有限公司	AG-800

四、实验方法与步骤

1. 壳聚糖膜的制备

（1）将壳聚糖溶于2%的醋酸溶液中，配制10 mL浓度为2%质量体积比的溶液，将其涂覆在平整的玻璃板上，置于通风橱中风干成膜。

（2）将干燥后的壳聚糖膜浸泡于2%的NaOH溶液中中和醋酸，再将其用蒸馏水反复浸泡至中性，干燥备用。

2. 壳聚糖膜的自发性血小板聚集检测

（1）将枸橼酸抗凝兔血以200 g的离心力离心10 min，取上层富血小板血浆（PRP）；将分离PRP后余下的血液以2 000 g的离心力离心10 min，取上层贫血小板血浆（PPP）。

（2）以不加样品为空白对照，供试品和空白对照各取3支内径为8 mm的聚丙烯试管。供试品组加入1 mL的PRP及0.1 g壳聚糖膜；空白对照组只加入1 mL的PRP，全部6支试管封盖后置于20 ℃~25 ℃恒温1 h。

（3）分别取一定量的PRP和PPP加入比浊管中，在血小板聚集仪中分别将PRP和PPP的透光度调节至90和10，在聚集仪中将供试品及空白对照的PRP搅拌10 s，测定各组血小板聚集反应。

（4）按下列公式计算各组血小板最大聚集率（MAR）：

$$MAR = \frac{h_1}{h_0} \times 100\% \qquad (6-3)$$

式中，MAR是血小板最大聚集率；h_1是距PRP基线的高度；h_0是PRP基线与PPP基线之间的高度。

五、实验结果与讨论

试与空白对照比较壳聚糖膜的血小板聚集率差异，分析壳聚糖对血小板功能的潜在影响。

六、注意事项

（1）壳聚糖膜制备过程中，要注意将醋酸和NaOH完全去除。

（2）实验过程中的玻璃仪器要经硅烷化处理，以防止凝血。

七、思考题

（1）壳聚糖易聚集血小板的机理是什么？

（2）如何降低壳聚糖的血小板聚集率？

（3）壳聚糖具有易聚集血小板的性能，这在生物材料领域有什么应用前景？

实验二十二　聚己内酯表面肝素化改性
及部分凝血酶激活时间测试

一、背景介绍

医用材料的表面改性是通过物理或化学等方式改变材料的表面特性，以赋予其优异的生物相容性等性能的一项技术，包括表面涂层、表面接枝、表面固定活性大分子等方法。其中在材料表面接枝大分子物质——肝素，经常被用于改善与血液直接接触类医用材料，如血管支架、人工血管等的表面抗凝血性。肝素是一种天然的多糖类化合物，它是由两种多糖交替连接而成的多聚体，在动物体内外都有较强的抗凝血作用。如何将肝素有效地固定在医用材料表面，而又不影响其生物活性是目前研究及应用的难点。

人体的凝血过程通常包括三种途径：内源性凝血、外源性凝血和共同凝血。其中，内源性凝血途径是由凝血因子Ⅻ通过接触反应启动，通过多种凝血因子的激活与反应，最终将凝血酶原转变为凝血酶。凝血酶使纤维蛋白原转化为纤维蛋白，从而达到凝血的目的。目前，引发内源性凝血途径的生理行为还不十分清晰。但当人体血液接触医用材料时，若能激活内源性凝血途径，就意味着这一类材料能够引发血液的凝血，这一行为也成为与血液接触类医用材料临床应用的主要制约因素。要表征所选取的医用材料是否为内源性凝血系统激活物，主要方法是对活化部分凝血酶原时间（APTT）的测定，其基本原理是在血液中加入接触因子、部分磷脂和钙离子，观察血液凝固所需要的时间。它是内源性凝血系统较为敏感和常用的筛选实验之一。

本实验选取临床常用的医用高分子材料——聚 ε - 己内酯（PCL）为基材，采用氨解法在其表面引入氨基后，利用共价交联法在其表面接枝肝素，并对改性前后的 PCL 的 APTT 进行测定。

二、实验目的

（1）掌握医用材料表面共价接枝生物大分子的改性方法。

（2）掌握 APTT 的测定方法。

三、实验材料与仪器

1. 实验材料

主要实验材料如表 6 - 9 所示。

表 6 - 9　主要实验材料一览表

实验材料	生产厂家	规格/级别
聚 ε - 己内酯	Sigma - Aldrich	$M_n = 80\ 000$
己二胺	上海阿拉丁生化科技股份有限公司	AR
冰醋酸	上海阿拉丁生化科技股份有限公司	AR
异丙醇	上海阿拉丁生化科技股份有限公司	AR
肝素钠	国药集团化学试剂有限公司	GR
2 -（N - 吗啡啉）乙磺酸（MES）	上海毕得医药科技股份有限公司	AR
N - 羟基琥珀酰亚胺（NHS）	上海阿拉丁生化科技股份有限公司	AR
1 -（3 - 二甲氨基丙基）- 3 - 乙基碳二亚胺盐酸盐（EDC）	上海阿拉丁生化科技股份有限公司	AR
枸橼酸抗凝兔血	广州鸿泉生物科技有限公司	—
氯化钙（CaCl₂）	上海阿拉丁生化科技股份有限公司	AR
兔脑磷脂	Sigma - Aldrich	—
氯化钠（NaCl）注射液	上海华源制药股份有限公司	0.9%

2. 实验仪器

主要实验仪器如表 6 - 10 所示。

表 6 – 10 主要实验仪器一览表

实验仪器	生产厂家	型号
恒温水浴锅	上海一恒科学仪器有限公司	Hws – 26
加热磁力搅拌器	广州国睿科学仪器有限公司	Control ECO
台式离心机	北京雷勃尔医疗器械有限公司	LD – 52A
血凝分析仪	北京普朗新技术有限公司	PUN – 2048A

四、实验方法与步骤

1. 聚 ε – 己内酯膜表面共价接枝肝素

（1）将 PCL 溶于冰醋酸中（体积比为 15%），搅拌获均匀溶液，脱泡后倒入光滑玻璃板中，于通风橱内放置 24 h 至冰醋酸完全挥发成膜，置于去离子水中浸泡清洗至中性后，干燥备用。

（2）将己二胺溶解在异丙醇中，配制成 0.43 mol/L 的均匀溶液，将 PCL 膜放入该溶液中，30 ℃恒温水浴氨解 60 min，将氨基化的膜用去离子水清洗，室温干燥。

（3）将肝素钠溶解在 0.1 mol/L 的 MES 缓冲液中获得 1 mg/mL 的肝素钠溶液。为活化肝素分子上的羧基，在缓冲液中再分别加入 EDC 和 NHS，使其浓度分别为 3 mol/L 和 0.15 mol/L。将配制好的溶液放入恒温水浴锅中，以 30 ℃活化 4 h。

（4）将氨基化的 PCL 膜浸入活化后的肝素钠溶液中，在室温下反应 24 h，用去离子水浸泡清洗后干燥，获得表面共价接枝肝素的 PCL 膜。

2. PCL 膜的 APTT 检测

（1）将枸橼酸抗凝兔血以 2 000 g 的离心力离心 10 min，分离出 PPP，将 PPP 分装于聚丙烯试管中封盖，并在 2 ℃ ~ 8 ℃下保存。

（2）将接枝前后的 PCL 膜裁成 25 mm × 5 mm 小片，分别插入装有等体积 PPP 的聚丙烯试管中，于 37 ℃恒温摇床中孵育 15 min，每组各平行 3 管，以不加样品的聚丙烯试管为空白对照。

（3）从管中取出实验样品并将试管置于冰浴中，每管加入等量的兔脑磷脂悬液（用 NaCl 注射液按 1：100 稀释）和 0.025 mol/L 的 $CaCl_2$ 溶液。

（4）用血凝分析仪分别测定各管凝血时间（s），并计算每组平均值，按下列公式计算各组平均凝血时间占空白对照百分数：

$$BC = \frac{t}{t_0} \times 100\% \tag{6-4}$$

式中，BC 是平均凝血时间占空白对照百分数；t 是样品平均凝血时间；t_0 是空白对照平均凝血时间。

五、实验结果与讨论

（1）计算实验结果并填写表 6-11。

表 6-11

项目	PCL		PCL 接枝肝素		空白	
凝血时间						
平均凝血时间						
BC						

（2）讨论 PCL 膜共价接枝肝素的反应机理。

六、注意事项

（1）为保证接枝效率，肝素使用前需活化其羧基。

（2）为防止血液受容器影响发生凝固，采用聚丙烯试管作为反应容器，同时在低温下保存。

七、思考题

（1）除了共价接枝外，还可用什么方法将肝素固定在材料表面？

（2）试设计一种表面改性方法，以改善医用钛合金的抗凝血性。

参考文献

[1] KUNG F C, CHOU W L, YANG M C. In vitro evaluation of cellulose acetate hemodialyzer immobilized with heparin [J]. Polymers for advanced technologies, 2006, 17: 453-462.

［2］ FARIA M，MOREIRA C，EUSÉBIO T，et al. Hybrid flat sheet cellulose acetate/silicon dioxide ultrafiltration membranes for uremic blood purification ［J］. Cellulose，2020，27：3847 - 3869.

［3］ 中华人民共和国国家质量监督检验检疫总局. 医疗器械生物学评价　第 4 部分：与血液相互作用试验选择：GB/T 16886. 4—2003/ISO 10993 - 4 ［S］. 北京：中国标准出版社，2002.

［4］ 中华人民共和国国家质量监督检验检疫总局. 医用输液、输血、注射器具检验方法　第 2 部分：生物试验方法：GB/T 14233. 2—2005 ［S］. 北京：中国标准出版社，2005.

［5］ 田由京，石书萍，吴幸. 无机纳米填料对植入硅橡胶生物相容性的影响 ［J］. 中国组织工程研究，2022，26（28）：4581 - 4586.

［6］ 李立华，屠美，莫文军，等. 聚硅氧烷/液晶复合膜的制备及其血液相容性研究 ［J］. 功能高分子学报，2000，13（2）：133 - 136.

［7］ LORD M S，CHENG B，MCCARTHY S J，et al. The modulation of platelet adhesion and activation by chitosan through plasma and extracellular matrix proteins ［J］. Biomaterials，2011，32（28）：6655 - 6662.

［8］ CHOU T C，FU E，WU C J，et al. Chitosan enhances platelet adhesion and aggregation ［J］. Biochemical and biophysical research communications，2003，302（3）：480 - 483.

［9］ HOSHI R A，LITH R V，JEN M C，et al. The blood and vascular cell compatibility of heparin-modified ePTFE vascular grafts ［J］. Biomaterials，2013，34（1）：30 - 41.

［10］ SUN M C，DENG J，Gao C Y. The correlation between fibronectin adsorption and attachment of vascular cells on heparinized polycaprolactone membrane ［J］. Journal of colloid and interface science，2015，448（15）：231 - 237.

第七章　生物材料的抗菌性能评价

在过去的几十年里，由于抗生素的大量使用，许多病原菌产生了耐药性。在临床环境中，抗生素及表面消毒剂的使用加速了细菌耐药性的演变。耐药菌株产生的胶状物质将各种微生物细胞黏结在一起，形成生物膜附着在物体表面，使抗菌药物很难渗透到生物膜内部，保护膜内微生物菌落免受抗菌药物的干扰，导致病原菌对抗生素的敏感性降低 1 000 倍。若没有有效的药物控制耐药病原菌的感染，患者感染率和死亡率将会增加，对医疗事业造成极大的威胁，这已成为一个严重的公共卫生问题。此外，抗生素的使用会对肾功能造成损害，还会出现慢性中毒等不良影响，因此预防细菌感染和减轻细菌毒力成为抗菌材料领域研究的重点。针对损伤和感染，研究者们尝试将具有抗菌和修复双功能的生物材料应用于这些部位，在减少药物使用量的同时，对损伤部位进行修复；同时研究新的抗菌药物，以应对病原菌的耐药性。抗菌材料为研究者们提供了新的研究方向。

抗菌材料分为天然抗菌材料、无机抗菌材料和有机抗菌材料。本章选用壳寡糖基天然抗菌材料、壳聚糖基衍生物材料以及氧化锌无机抗菌材料等抗菌材料，制备抗菌复合材料，并介绍评价抗菌性能的几种方法。

实验二十三　壳寡糖基抗菌材料抑菌圈的测定

一、背景介绍

天然抗菌材料具有与传统抗生素不同的抗菌机理，不容易产生抗药性。壳寡糖是聚合度在 2 ~ 20 之间的低聚壳聚糖，是自然界中唯一带有正电荷的碱性氨基多糖，可提高人体免疫力，具有抑制肿瘤和抗菌的作用。壳寡糖通过与细菌细胞壁上的负电荷结合，导致细胞变形或营养物质运输受阻，抑制细胞内 DNA 的合成，导致细菌死亡。

　　抑菌圈法的实验原理是将抗菌材料贴覆在已接种细菌的琼脂培养板上或添加于琼脂培养板上已经打好直径的圆孔中，材料中所含的抗菌剂不断溶解，向琼脂周围区域自由扩散，形成递减的浓度梯度。在抗菌材料抑菌浓度范围内，材料周围的细菌生长受到抑制，形成透明的抑菌圈。由于各种微生物对不同材料或同一材料不同浓度的敏感性不同，抑菌圈的直径大小反映抗菌材料对微生物的抑菌性能强弱。

二、实验目的

（1）了解天然抗菌材料的背景知识，以及抑菌实验在实际生产中的意义。
（2）掌握抑菌圈法评价抗菌材料的测定方法。
（3）学会评估壳寡糖基抗菌材料的抗菌性能方法。

三、实验材料与仪器

1. 实验材料

主要实验材料如表 7 - 1 所示。

表 7 - 1　主要实验材料一览表

实验材料	生产厂家	规格/级别
LB 培养基	广东环凯微生物科技有限公司	AR
琼脂	广东环凯微生物科技有限公司	AR
壳寡糖	上海阿拉丁生化科技股份有限公司	$M_n = 5\ 000$
无菌脱脂纱布	广州悦灿实验仪器有限公司	块
75% 乙醇	广州化学试剂厂	AR
95% 乙醇	广州化学试剂厂	AR
金黄色葡萄球菌（S. aureus）	广东省科学院微生物研究所	ATCC6538
氨苄青霉素	广州浩玛生物科技有限公司	AR
超纯水	实验室自制	—

2. 实验仪器

主要实验仪器如表 7 - 2 所示。

表 7 - 2 主要实验仪器一览表

实验仪器	生产厂家	型号
高压灭菌锅	上海申安医疗器械厂	LDZF – 75L – I
细菌培养箱	苏州环美生物医疗科技有限公司	IN120L
超净工作台	上海博迅实业有限公司	VS – 840 – 1
电子天平	上海舜宇恒平科学仪器有限公司	FA224
酶标仪	美国伯腾仪器有限公司	Cytation 3
纯水仪	上海仪电科学仪器股份有限公司	GT – 30L

四、实验方法与步骤

1. 壳寡糖基抗菌材料的制备

将无菌脱脂棉纱布三层叠加，剪切为 1 cm × 1 cm 尺寸的样品，高压灭菌。

分别配制 20 mL 浓度为 2%、1% 和 0.5% 质量体积比的壳寡糖溶液以及 20 mL 0.1% 的氨苄青霉素溶液，四种溶液用一次性无菌针头过滤器过滤除菌，滤液收集于无菌离心管备用。

将纱布样品置于三种壳寡糖溶液中，制备抗菌材料样品；将纱布样品置于氨苄青霉素溶液中，制备阳性对照样品；另取纱布样品置于无菌水中，作为阴性对照。样品均浸泡 10 min。

2. 灭菌及菌液的涂布

（1）培养基及耗材灭菌。

LB 培养基：称取 4 g LB 培养基粉末，加入 100 mL 纯水，搅拌溶解，分装。

LB 琼脂培养基：根据说明称取 LB 培养基粉末和 20 g 琼脂粉，加入 1 000 mL 蒸馏水中，搅拌均匀，分装。

将镊子、枪头、涂布棒、试管、试管塞、接种环、培养基和装有 10 mL 纯水的离心管密封包装。

将以上溶液和耗材置于高压灭菌锅中，121 ℃ 灭菌 20 min，备用。

（2）菌悬液的制备。

用接种环从新鲜细菌培养物上刮取 1～2 环新鲜细菌，加入 LB 培养基中，置于 37 ℃ 恒温摇床，150 rpm 培养 16～20 h，用酶标仪测量在波长为 600 nm 处的 OD 值。取处于对数生长期的细菌悬液，依次做 10 倍系列梯度稀释液，选择菌液浓度为 1.0×10^4 CFU/mL 的稀释液作为实验用菌液，按《食品安全国家标准　食品微生物学检验　菌落总数测定》（GB 4789.2—2022）的方法操作。

（3）制备 LB 琼脂平板。

灭菌后的 LB 琼脂培养基，冷却至 50 ℃左右，取 20 mL 倒入培养皿中，室温静置 0.5 h，待 LB 琼脂培养基完全凝固。取 0.1 mL 金黄色葡萄球菌溶液，注入培养基表面，立即用涂布棒涂布均匀，静置 5 min，需重复做 3 个染菌平板。

3. 抑菌圈法测定抑菌活性

取制备好的 5 组样品（2%、1% 和 0.5% 质量体积比的壳寡糖溶液纱布样品、0.1% 的氨苄青霉素溶液纱布样品、无菌水的纱布样品）贴附于涂布菌液的琼脂平板上，用封口膜封口。此步骤需注意无菌操作，各样品中心相距不小于 25 mm，与平板边缘相距不小于 15 mm，重复三次。将培养板正面向上放置于 37 ℃细菌培养箱中，培养 12 h。

4. 结果观察及测量

观察抑菌情况，测量抑菌圈的大小，并进行记录。使用游标卡尺测量抑菌圈时，应选择全透明的抑菌圈（法线方向最宽处）进行。测量抑菌圈直径数据三次，由式（7-1）计算，结果取平均值。

$$抑菌圈直径 = 抑菌圈外径（mm）- 抑菌圈内径（mm） \qquad (7-1)$$

五、实验结果与讨论

（1）观察各平板的菌落生长情况，测定抑菌圈的大小。

（2）评价不同浓度的壳寡糖基抗菌材料的抗菌性能并分析原因。

六、注意事项

（1）过滤壳寡糖和氨苄青霉素溶液时，要避免滤出的溶液触碰到其他器皿，以防污染。

（2）琼脂平板涂布细菌后，应尽量在 15 min 内放置样品。

（3）抗菌材料贴附于琼脂平板上后，不可再移动。

七、思考题

两种抗菌材料抑菌性能效果不同的原因是什么？

实验二十四 纳米氧化锌/羧甲基壳聚糖微球的制备及抑菌率测定

一、背景介绍

锌作为人体内主要微量元素之一，广泛分布于各组织中，参与人体新陈代谢，与人体免疫、生长发育有着密切的关系。含锌酶系统能促进核酸和蛋白质的合成，在造血和神经等方面发挥重要的作用。

纳米氧化锌由于具有良好的光化学稳定性、较好的生物相容性、无毒副作用、较小的纳米尺寸、较大的比表面积，以及与其他材料具有良好的配伍性，被广泛用作食品添加剂或药物输送剂。又因为纳米氧化锌对微生物具有良好的抑制作用，其被认为是极具有前途的新型无机抗菌材料之一，可用于药品、消毒剂、化妆品和食品包材。其抗菌机理有二：一是由于其强大的表面效应，纳米氧化锌在光催化中激发空气和水，释放出的活性氧（ROS）能破坏细菌的生理机能；二是纳米氧化锌在水溶液中溶出的锌离子与细菌表面相互作用，导致细胞膜出现损伤，细菌内物质外泄，从而诱导细菌凋亡或直接导致细菌死亡。羧甲基壳聚糖是壳聚糖的一种水溶性衍生物，是两性聚电解质，其性质与壳聚糖相似，具有优良的生物降解性、生物相容性、抗氧化性能、高保湿能力、抗菌性能。

本实验用喷雾干燥法制备了纳米氧化锌和羧甲基壳聚糖的复合微球，并研究了载药微球的抗菌效果。

二、实验目的

（1）了解纳米氧化锌的抗菌机理，掌握纳米氧化锌/羧甲基壳聚糖抗菌材料的制备方法。

（2）掌握抗菌材料通过测定 OD 值计算抑菌率的实验方法。

（3）学会评估抗菌材料的抑菌效果。

三、实验材料与仪器

1. 实验材料

主要实验材料如表 7 - 3 所示。

表 7 - 3　主要实验材料一览表

实验材料	生产厂家	规格/级别
LB 培养基	广东环凯微生物科技有限公司	生物级
羧甲基壳聚糖	SECOMA	$200 \sim 800$ mPa·s
纳米氧化锌	上海麦克林生化科技股份有限公司	AR
大肠杆菌（*E. coli*）	广东省科学院微生物研究所	ATCC25922
超纯水	实验室自制	—
氢氧化钠（NaOH）	广州化学试剂厂	AR

2. 实验仪器

主要实验仪器如表 7 - 4 所示。

表 7 - 4　主要实验仪器一览表

实验仪器	生产厂家	型号
酶标仪	美国伯腾仪器有限公司	Cytation 3
喷雾干燥机	BUCHI	B - 290
高压灭菌锅	上海申安医疗器械厂	LDZF - 75L - I
细菌培养箱	苏州环美生物医疗科技有限公司	IN120L
恒温摇床	上海一恒科学仪器有限公司	THZ - 103B
电子天平	上海舜宇恒平科学仪器有限公司	FA224
超净工作台	上海博迅实业有限公司	VS - 840 - 1
纯水仪	上海仪电科学仪器股份有限公司	GT - 30L
烘箱	上海精宏实验设备有限公司	DHG - 9030A

四、实验方法与步骤

1. 材料的制备

配制 300 mL 浓度为 1.6% 的羧甲基壳聚糖，搅拌 6 h 使其完全溶解；然后在其溶液中加入 0.4 g 的粉末状纳米氧化锌，室温下超声振荡 20 min，以获得分散均匀的混合液。混合液利用喷雾干燥机进行喷雾干燥，实验参数为进口温度 190 ℃，进料速率 7.5 mL/min。收集粉末状微球样品，置于防潮箱中储存备用。

2. 灭菌及菌液的涂布

（1）培养基及耗材灭菌。

LB 培养基：称取 4 g LB 培养基粉末，加入 100 mL 纯水，搅拌溶解，分装。

将枪头、接种环、试管、试管塞、培养基密封包好。

将以上溶液和耗材置于高压灭菌锅中，121 ℃ 灭菌 20 min，备用。

（2）菌悬液的制备。

用接种环从新鲜细菌培养物上刮取 1~2 环新鲜细菌，加入 LB 培养基中，置于 37 ℃ 恒温摇床以 150 rpm 培养 16~20 h，用酶标仪测量在波长为 600 nm 处的 OD 值。取处于对数生长期的细菌悬液，用 LB 培养基依次做细菌浓度 10 倍系列梯度稀释液，最终选择菌液浓度为 1.0×10^4 CFU/mL 的稀释液作为实验用菌液，按《食品安全国家标准　食品微生物学检验　菌落总数测定》（GB 4789.2—2022）的方法操作。

3. 材料的抑菌率测定

将 5 mL 浓度为 1.0×10^4 CFU/mL 的大肠杆菌悬液分别与 0.25 mg/mL、0.5 mg/mL 和 1 mg/mL 的纳米氧化锌/羧甲基壳聚糖复合微球于 37 ℃、160 rpm/min 摇床上共同培养，另设不加样品组作为对照，设置三个平行样。分别于 2、4、8、12 h 后，取 0.2 mL 样品置于 96 孔板中，用酶标仪检测各组分细菌悬浮液在波长为 600 nm 处的 OD 值，取平均值。抑菌率根据以下公式计算：

$$抑菌率 = \frac{OD_c - OD_s}{OD_c} \times 100\% \tag{7-2}$$

式中，OD_c 是对照组菌液的 OD 值；OD_s 是样品组菌液的 OD 值。

五、实验结果与讨论

（1）观察各试管的培养基浑浊度，判断其是否被污染。

（2）记录 OD 值，绘制抑菌率柱状图并分析原因。

六、注意事项

（1）制备样品时，将 pH 值调为 7，以免影响抗菌效果。

（2）往试管中加入抗菌材料和取菌液测 OD 值时，要做好消毒工作，以防污染。

七、思考题

抗菌微球材料和抗菌膜材料的抗菌效果是否相同？

实验二十五　金属抗菌材料表面接触抗菌性能评价 ——贴膜法结合平板菌落计数法

一、背景介绍

钛合金材料表面存在一层稳定的氧化物钝化膜，通常被认为具有较好的耐腐蚀性和生物相容性，因此在牙科、骨科创伤等方面被广泛应用，为解决植入治疗问题提供了许多可供选择的手段，但是它们在体内的长期稳定性仍然面临临床应用的挑战，吸引了大量研究者的关注。骨修复术后感染是一种常见的并发症，有很大的负面影响，例如额外的手术干预、长期住院、较高的死亡率等。但是钛本身不具备抗菌性能，在植入体内后，便容易出现菌斑堆积于种植体周围的情况。

大量统计结果证实，临床上种植体的松动、脱落，相当一部分原因是种植体颈部菌斑堆积导致种植体周围炎症并最终造成骨性结合界面丧失。为此钛金属表面一般需进行改性或涂层，如粗化处理、羟基磷灰石涂层等。目前，针对提高钛合金植入体表面抗菌性能的研究相对较少。因此，寻找一种能更好地促进钛及其合金表面的抗菌处理方法，已成为近年来植入材料领域研究的热点之一。

抗菌模型的构建是植入材料研发领域中的一个重要环节，它模拟被细菌感染的过程，以便于研究和评估不同抗菌材料的效果和机制。通过建立这些模型，研究人员可以更好地理解细菌如何在宿主体内形成生物膜，以及抗菌材料的抗菌机制。为了评估钛合金植入体表面抗菌涂层的抗菌效果，本实验将介绍钛合金植入体表面抗菌涂层的构建方法，以及金属材料的抗菌性能评估方式。

二、实验目的

（1）了解金属抗菌材料的背景知识。

（2）了解金属抗菌材料对细菌的抑制作用，掌握平板计数法，以及通过贴膜法计算抗菌率。

三、实验材料与仪器

1. 实验材料

主要实验材料如表 7-5 所示。

表 7-5　主要实验材料一览表

实验材料	生产厂家	规格/级别
氯化钠（NaCl）	天津大茂化学试剂厂	AR
酸蚀处理的 Ti_6Al_4V 片	实验室自制	$\Phi10\ mm \times 2\ mm$
多巴胺	上海阿拉丁生化科技股份有限公司	D103111
三羟甲基氨基甲烷（Tris）	Sigma-Aldrich	T3253
姜黄素	广州化学试剂厂	AR
植酸	天津市大茂化学试剂厂	AR
金黄色葡萄球菌（S. aureus）	广东省科学院微生物研究所	ATCC6538
牛肉膏	上海远慕生物科技有限公司	—
蛋白胨	上海远慕生物科技有限公司	—
琼脂粉	上海恒远生物科技有限公司	—
磷酸缓冲盐溶液（PBS）	上海源叶生物科技有限公司	AR
去离子水	实验室自制	—
超纯水	实验室自制	—
盐酸（HCl）	广州化学试剂厂	AR
氢氧化钠（NaOH）	广州化学试剂厂	AR

2. 实验仪器

主要实验仪器如表7-6所示。

表7-6 主要实验仪器一览表

实验仪器	生产厂家	型号
细菌培养箱	苏州环美生物医疗科技有限公司	IN120L
超净工作台	上海博迅实业有限公司	VS-840-1
菌落计数器	北京科伟永兴仪器有限公司	YLN-30A
酶标仪	美国伯腾仪器有限公司	Cytation 3
高压灭菌锅	上海申安医疗器械厂	LDZF-75L-I
高速离心机	上海卢湘仪离心机仪器有限公司	TG16-WS
电子天平	上海舜宇恒平科学仪器有限公司	FA224
水平摇床	北京六一生物科技有限公司	WD-9405B
磁力搅拌器	上海力辰邦西仪器科技有限公司	DF-101S
纯水仪	上海仪电科学仪器股份有限公司	GT-30L

四、实验方法与步骤

1. 材料和耗材的准备

（1）覆盖膜。

聚乙烯薄膜 [Φ（10±2）mm×（2±2）mm]，用75%乙醇溶液浸泡1 min，再用去离子水冲洗，自然干燥。

（2）阴性对照样品。

编号A，是直径为90 mm或100 mm的灭菌培养皿的内平板。

（3）空白对照样品。

编号B，是未添加抗菌成分的金属，是表面未处理的 Ti_6Al_4V 片。

（4）抗菌金属样品。

①多巴胺溶液的配制。

将1.212 g的Tris加入含有800 mL去离子水的烧杯中，搅拌溶解，再加入1.0 mol/L盐酸调节pH值至8.6~8.7，室温下置于1 L容量瓶中定容，得到pH值为8.5

的 10 mmol/L Tris – HCl 溶液。量取 250 mL 上述 Tris – HCl 缓冲液于烧杯中，再加入 0.25 g 多巴胺粉末，磁力搅拌溶解，得到浓度为 1.0 g/L 的多巴胺溶液。

②钛合金表面多巴胺处理。

将经过表面酸蚀处理的钛合金片（见实验十三）浸没于配制好的多巴胺溶液中，150 rpm 进行搅拌，保持溶液流动，2 h 后取出钛合金片并用大量去离子水冲洗，用滤纸吸干钛合金表面的水，然后置于 40 ℃的真空干燥箱中干燥 24 h，得到表面修饰聚多巴胺的钛合金片。

③多巴胺处理的钛合金表面功能化。

称取 0.05 g 的姜黄素溶解在 6 mL 无水乙醇中；同时，采用去离子水配制 15 mL 浓度为 50 wt% 的植酸溶液；另外，再分别配制上述的姜黄素溶液和植酸溶液，并将其混合，得到植酸和姜黄素的混合溶液。将表面修饰聚多巴胺的钛合金片分别浸入单一姜黄素溶液、单一植酸溶液和姜黄素/植酸混合溶液中，30 min 后取出，用大量去离子水冲洗钛合金表面，用滤纸吸干钛合金表面的水，然后置于 40 ℃的真空干燥箱中干燥 24 h，得到表面生物功能化的钛合金片。

④抗菌金属样品的命名。

编号 C1～C5，是处理过或添加抗菌成分的金属，五种样品分别为酸蚀处理钛合金片（C1）、聚多巴胺表面改性钛合金片（C2）、姜黄素表面功能化钛合金片（C3）、植酸表面功能化钛合金片（C4）、姜黄素/植酸协同表面功能化钛合金片（C5）。

（5）样品消毒。

以上所有样品在实验前应进行消毒，用紫外灯照射 30 min，备用。

（6）培养基和试剂配制。

营养肉汤（NB）：取 5.0 g 牛肉膏、10.0 g 蛋白胨和 5.0 g NaCl 加入 1 000 mL 蒸馏水中，加热溶解后，用 0.1 mol/L NaOH 溶液调节 pH 值，使灭菌后 pH 值为 7.0～7.2，分装。

营养琼脂培养基（NA）：向 1 000 mL 营养肉汤中加入 15 g 琼脂粉，加热熔化，用 0.1 mol/L NaOH 溶液调节 pH 值，使灭菌后 pH 值为 7.0～7.2，分装。

消毒剂：75% 乙醇溶液。

洗脱液：含 0.9% NaCl 的生理盐水。为便于洗脱，可加入少量无菌表面活性剂（如吐温 –80）。用 0.1 mol/L NaOH 溶液或 0.1 mol/L HCl 溶液调节 pH 值，使灭菌后 pH 值为 7.0～7.2，分装。

培养液：营养肉汤/生理盐水溶液。为便于细菌分散，可加入少量无菌表面活性剂（如吐温 –80）。用 0.1 mol/L NaOH 溶液或 0.1 mol/L HCl 溶液调节 pH 值，使灭菌后

pH 值为 7.0 ~ 7.2，分装。

以上溶液除消毒剂外，镊子、试剂瓶、枪头、试管、培养皿、接种环和涂布棒均置于高压灭菌锅内，121 ℃灭菌 20 min。

2. 菌悬液制备

用接种环从新鲜细菌培养物上刮取 1 ~ 2 环新鲜细菌，加入营养肉汤中，置于37 ℃恒温摇床以 150 rpm 培养 16 ~ 20 h，用酶标仪测量在波长为 600 nm 处的 OD 值。取处于对数生长期的细菌悬液，依次做 10 倍系列梯度稀释液。选择菌液浓度为 5.0×10^5 ~ 10.0×10^5 CFU/mL 的稀释液作为实验用菌液，按《食品安全国家标准　食品微生物学检验　菌落总数测定》（GB 4789.2—2022）的方法操作。

3. 样品贴膜法抗菌实验

分别取 0.2 mL 实验用菌液滴加在阴性对照样品（样品 A）、空白对照样品（样品 B）和抗菌金属样品（样品 C）上，每个样品做 5 个平行样。

用灭菌镊子夹起灭菌覆盖膜，分别覆盖在样品 A、样品 B 和样品 C 上，一定要铺平，使细菌均匀接触样品，置于灭菌培养皿中，在（37 ± 1）℃、相对湿度（RH）> 90% 条件下培养 24 h。

取出培养 24 h 的样品，分别用 20 mL 洗脱液反复冲洗样品 A、样品 B、样品 C 及覆盖膜（最好用镊子夹起薄膜冲洗），充分摇匀后，分别取 0.2 mL 冲洗后的洗脱液接种于营养琼脂培养基板中并涂布均匀，在 37 ℃细菌培养箱中培养 24 h，对菌落进行计数。如果出现污染，需要重复以上实验。抗菌率根据下列公式计算：

$$R = \frac{B - C}{B} \times 100\% \qquad (7 - 3)$$

式中，R 是抗菌率（%）；B 是空白对照样品平均回收菌数（CFU/片）；C 是抗菌金属样品平均回收菌数（CFU/片）。

五、实验结果与讨论

（1）观察营养琼脂培养基板中细菌生长情况，拍照记录。

（2）将贴膜法抗菌实验中测定的菌落数乘以 100 作为样品 A、样品 B、样品 C 培养 24 h 后的实际回收活菌数值，根据公式计算抗菌率。

六、注意事项

（1）样品 A 的实际回收活菌数值 A 应均不小于 1.0×10^5 CFU/片，且样品 B 的实际回收活菌数值 B 应均不小于 1.0×10^4 CFU/片。样品 B 的 5 个平行活菌数值要符合平行样品的对数值（如 $\log_{10}$）极差应小于或等于 0.25（稀释度内），超过则需重新实验。

（2）用有细菌的洗脱液涂布营养琼脂培养基板，培养 24 h 后，应选取菌落数在 $30 \sim 300$ CFU/片范围内的平板进行计数，如果不在此范围内，可以适当增减稀释倍数。

七、思考题

（1）平板菌落计数的基本原理是什么？

（2）姜黄素和植酸协同表面功能化处理钛合金，对钛合金抗菌性能有什么影响？

实验二十六　最小抑菌浓度和最小杀菌浓度的测定——液体稀释法

一、背景介绍

壳聚糖是一种独特的绿色、环保高分子材料，由虾壳、蟹壳加工而成，价格低廉，易于获取，具有良好的生物相容性。但是壳聚糖在水中溶解度低，为了提高壳聚糖的溶解性，研究人员对其进行化学改性。壳聚糖季铵化使得壳聚糖上的正电荷增加，扰乱氢键网络，导致材料的刚性降低，提高了壳聚糖的溶解性。一方面，多阳离子结构的壳聚糖季铵盐与微生物表面的阴离子成分相互作用，或与细胞内部带负电荷的 DNA 结合，增强了抗菌活性；另一方面，季铵化修饰增强了壳聚糖季铵盐的亲水性，使其与微生物细胞膜的相互作用增强，也提高了材料的抗菌性能。

最小抑菌浓度（Minimum Inhibitory Concentration，MIC）和最小杀菌浓度（Minimum Bactericidal Concentration，MBC）是评价抗菌剂抑制或杀灭微生物能力的重要指标。MIC 是指抗菌剂能够抑制微生物生长、繁殖的最低浓度。MBC 是指在特定条件下，抗菌剂能够完全杀死细菌的最低浓度。MIC 侧重于抑制微生物生长，MBC 侧重于杀灭微生物。MBC 通常在 MIC 的基础上进行，对平板上的菌落进行计数，结果更准确，更能反映抗菌剂的抗菌效果。

测定不同材料抗菌性的方法和评判标准不尽相同，本实验采用稀释法配合平板菌落计数法测定壳聚糖季铵盐溶液的 MIC 和 MBC。利用二倍稀释法将样品稀释成不同浓度梯度的工作液，将其加入装有无菌水解酪蛋白胨（MH）肉汤培养基的试管中，并在每个试管中加入一定浓度的受试菌液，培养一定时间后，用肉眼观察培养液的浑浊情况，以澄清试管的最小试样浓度为 MIC。然后取澄清管的适量菌液，涂布于培养基表面培养，在平板上无细菌生长的最小试样浓度为 MBC。

二、实验目的

（1）了解壳聚糖季铵盐抗菌剂的作用机理和应用。
（2）熟悉最小抑菌浓度和最小杀菌浓度的概念。
（3）掌握最小抑菌浓度和最小杀菌浓度的测定方法和评判标准。

三、实验材料与仪器

1. 实验材料

主要实验材料如表 7-7 所示。

表 7-7　主要实验材料一览表

实验材料	生产厂家	规格/级别
MH 肉汤培养基（MHB）	广东环凯微生物科技有限公司	—
MH 琼脂培养基（MHA）	广东环凯微生物科技有限公司	—
缩水甘油三甲基氯化铵	上海阿拉丁生化科技股份有限公司	AR
壳聚糖	上海阿拉丁生化科技股份有限公司	$M_n = 5\,000$
异丙醇	广州化学试剂厂	AR
氢氧化钠（NaOH）	广州化学试剂厂	AR
乙酸	广州化学试剂厂	AR
氯化钠（NaCl）	广州化学试剂厂	AR
金黄色葡萄球菌（S. aureus）	广东省科学院微生物研究所	ATCC6538
超纯水	实验室自制	—
硫酸（H$_2$SO$_4$）	广州化学试剂厂	AR

2. 实验仪器

主要实验仪器如表7-8所示。

表7-8　主要实验仪器一览表

实验仪器	生产厂家	型号
麦氏浊度计	上海珂淮仪器有限公司	DEN-1
酶标仪	美国伯腾仪器有限公司	Cytation 3
高压灭菌锅	上海申安医疗器械厂	LDZF-75L-I
恒温水浴锅	上海捷呈实验仪器有限公司	HH-1S
细菌培养箱	苏州环美生物医疗科技有限公司	IN120L
超净工作台	上海博迅实业有限公司	VS-840-1
纯水仪	上海仪电科学仪器股份有限公司	GT-30L
电子天平	上海舜宇恒平科学仪器有限公司	FA224
旋涡混合器	宁波新芝生物科技股份有限公司	Vortex mixer

四、实验方法与步骤

1. 0.5 麦氏单位标准比浊液的制备

将 0.5 mL 0.048 mol/L 的 $BaCl_2$ 加入 99.5 mL 0.18 mol/L 的 H_2SO_4 溶液中，混匀制成 0.5 麦氏单位的比浊液。选取管径与制备菌液试管相同的螺口试管，每管分装 4~6 mL，密封，置于室温避光环境。使用前将其旋涡振荡混匀。

2. 壳聚糖季铵盐的制备

将 6 g 壳聚糖溶于 300 mL 浓度为 2% 质量体积比的乙酸溶液中，用 3G 砂芯漏斗过滤除去不溶杂质，再用 10% NaOH 的溶液调节 pH 值至 9，使壳聚糖析出，冷冻干燥，得到碱性的壳聚糖。

称取 3 g 碱性壳聚糖，溶于 112 mL 异丙醇中，75 ℃~80 ℃回流反应 1 h，按照 4:1 的摩尔比加入缩水甘油三甲基氯化铵，反应 24 h。产物用乙醇洗涤三次，用分子量为 3 000 的透析袋透析 7 d，溶液冷冻干燥并置于干燥器保存。

3. 壳聚糖季铵盐工作液的配制

以灭菌的 MHB 作为溶剂，配制 10 mL 浓度为 25.6 mg/mL 的壳聚糖季铵盐溶液，用一次性无菌针头过滤器过滤除菌，滤液收集于无菌离心管备用。

4. 生理盐水、培养基的配制及耗材的处理

（1）生理盐水（pH 值为 7.2）：精确称取 9 g NaCl，溶于蒸馏水中，并定容至 1 000 mL，分装。

（2）MHB：称取 25 g MHB，加入 1 000 mL 蒸馏水中，搅拌溶解，分装。

（3）MHA：称取 42 g MHA，加入 1 000 mL 蒸馏水中，搅拌均匀，分装。

或根据培养基的说明称量配制。

以上溶液和培养基均经 121 ℃高压灭菌 20 min，备用。

实验耗材镊子、离心管、试管、试管塞、接种环、涂布棒、三角瓶、培养皿和枪头均需包装密封，于 121 ℃下高压灭菌 20 min，备用。

5. 菌悬液制备

菌悬液的制备有两种常用方法。

（1）生长法。

用接种环挑取新鲜菌落 3 ～ 5 个，接种于 4 ～ 5 mL 的 MHB 中，在 37 ℃下孵育 4 ～ 6 h。使用麦氏浊度计测定增菌后的对数生长期菌液的浊度，并用生理盐水调整浊度至 0.5 麦氏比浊标准，菌液浓度为 1×10^8 ～ 2×10^8 CFU/mL。

（2）菌落悬液配制法。

采用平板划线或涂布接种，在 35 ℃下培养 16 ～ 20 h，用灭菌生理盐水洗涤菌落，并分散均匀，用麦氏浊度计测定浊度，并调整至 0.5 麦氏比浊标准。

用 MHB 将上述菌悬液进行 1∶100 稀释，得到菌液浓度为 1×10^6 ～ 2×10^6 CFU/mL 的菌悬液。制备好的菌悬液应在 15 min 内完成接种，并取一份接种物在平板上培养，以检查菌悬液纯度。

6. MIC 的测定

取无菌试管（12 mm × 100 mm）13 支，排成一排，依次编号 1 ～ 13，除第 1 管加入 2.0 mL 浓度为 25.6 mg/mL 的壳聚糖季铵盐溶液外，其余每管均加入 1 mL MHB，然后吸取 1 mL 第 1 管溶液至第 2 管，混匀后再吸取 1 mL 第 2 管溶液至第 3 管，依次连续倍比稀释至第 11 管，并从第 11 管中吸取 1 mL 弃去，第 12、13 管为不含药物的对照。此时第 1 ～ 11 管各管药物浓度依次为 25.6、12.8、6.4、3.2、1.6、0.8、0.4、0.2、0.1、0.05、0.025 mg/mL。然后分别在第 1 ～ 12 管内各加入 1 mL 上述制备好的菌悬液，使每管菌液终浓度约为 5×10^5 CFU/mL，第 13 管以生理盐水代替菌悬液。第 1 ～ 11 管中，壳聚糖季铵盐终浓度分别为 12.8、6.4、3.2、1.6、0.8、0.4、0.2、0.1、

0.05、0.025、0.0125 mg/mL。

接种好的试管置于 37 ℃ 培养箱培养 16~20 h，观察各管微生物的生长情况，第 12 管生长对照管的细菌应生长良好，第 13 管空白对照管应无菌生长。各壳聚糖季铵盐实验组中，完全抑制细菌生长的最低浓度为 MIC，即浊度接近空白对照组的最低壳聚糖季铵盐浓度。

7. MBC 的测定

确定壳聚糖季铵盐的 MIC 后，在上述壳聚糖季铵盐实验组中，选取 $0.5 \times$ MIC、$1 \times$ MIC、$2 \times$ MIC、$4 \times$ MIC、$8 \times$ MIC 实验组，各吸取 0.1 mL 菌悬液接种至 MHA 上，在 37 ℃ 下培养 16~20 h，对平板上的菌落进行计数，平板上无菌生长的对应试管中的最低浓度为 MBC。

五、实验结果与讨论

用肉眼观察试管浑浊情况，也可以使用麦氏浊度计或可见分光光度计测定各管 $OD_{600\,nm}$，确定 MIC。观察平板上菌落生长状况，确定 MBC。

六、注意事项

（1）抑菌实验应使用 MHB 和 MHA，绝大多数微生物在这两种培养基上生长良好，且培养基对抗菌剂的抑菌作用无影响或影响很小，实验结果重复性好。

（2）菌悬液应在规定时间内使用，以免细菌繁殖导致菌液浓度增加。

七、思考题

（1）壳聚糖季铵盐的抗菌机理是什么？

（2）为什么菌悬液制备好应在 15 min 内完成接种？

（3）影响 MIC、MBC 测定的因素有哪些？对测定结果有什么影响？

实验二十七　细菌生物膜清除实验

一、背景介绍

细菌生物膜主要是细菌自身分泌的多糖、蛋白质、DNA、RNA 及水等相互粘连聚集，并将细菌包埋在材料介质表面，形成大量有组织的细菌膜样物体。生物通过生物膜通道给细菌提供营养物质、排除代谢产物，提供了更有利于细菌生长的条件。生物膜的形成导致种植部位产生炎症，使得细菌对抗生素的耐药性增强。另外，黏附于生物材料表面的生物膜不断脱落，随着体液游离到其他部位，引起慢性炎症。

抗菌肽由 5 ~ 100 个不同数量的氨基酸组成，具有较为广谱的抗菌性能。大多数抗菌肽由于带有正电荷，在免疫防卫系统中可抵御外源性病原体，也被称为阳离子宿主防御肽。抗菌肽的作用机制具有非特异性，因此不容易产生耐药性。研究表明，天然或合成的抗菌肽对细菌生物膜均具有有效的清除能力。

实验室常用的细菌生物膜检测方法是结晶紫染色法和显微镜观察法。结晶紫染色法利用生物膜中的主要成分多糖和结晶紫结合形成紫色结晶体，使菌体着色，可根据染色的深浅观察细菌的形态，判断生物膜的通透性，再通过 OD 值的测定，计算生物膜的清除率。

二、实验目的

（1）了解细菌生物膜形成的原理。
（2）掌握检测细菌生物膜的结晶紫染色法。

三、实验材料与仪器

1. 实验材料

主要实验材料如表 7 – 9 所示。

表7-9　主要实验材料一览表

实验材料	生产厂家	规格/级别
胰蛋白胨大豆肉汤（TSB）培养基	广东环凯微生物科技有限公司	生物级
LB 培养基	广东环凯微生物科技有限公司	生物级
抗菌肽（Jelleine Ⅰ）	上海强耀生物科技有限公司	纯度95%
氢氧化钠（NaOH）	广州化学试剂厂	AR
盐酸（HCl）	广州化学试剂厂	AR
氯化钠（NaCl）	广州化学试剂厂	AR
金黄色葡萄球菌（*S. aureus*）或铜绿假单胞菌（*P. aeruginosa*）	广东省科学院微生物研究所	ATCC6538 或 ATCC9027
超纯水	实验室自制	—
95% 乙醇	广州化学试剂厂	AR
结晶紫	上海麦克林生化科技股份有限公司	纯度98%
草酸铵	上海麦克林生化科技股份有限公司	纯度99.8%
甲醇	广州化学试剂厂	AR

2. 实验仪器

主要实验仪器如表7-10所示。

表7-10　主要实验仪器一览表

实验仪器	生产厂家	型号
酶标仪	美国伯腾仪器有限公司	Cytation 3
高压灭菌锅	上海申安医疗器械厂	LDZF-75L-I
恒温水浴锅	上海捷呈实验仪器有限公司	HH-1S
细菌培养箱	苏州环美生物医疗科技有限公司	IN120L
超净工作台	上海博迅实业有限公司	VS-840-1
纯水仪	上海仪电科学仪器股份有限公司	GT-30L
电子天平	上海舜宇恒平科学仪器有限公司	FA224
旋涡混合器	宁波新芝生物科技股份有限公司	Vortex mixer

四、实验方法与步骤

1. 生理盐水、培养基的配制及耗材的处理

（1）磷酸缓冲盐溶液（PBS）。

准确称取 8 g NaCl、0.2 g KCl、1.44 g Na_2HPO_4 和 0.24 g KH_2PO_4，加入 800 mL 蒸馏水中，搅拌至完全溶解，用 NaOH 或 HCl 调节 pH 值至 7.4，然后加入蒸馏水定容至 1 L，分装。

（2）LB 培养基：称取 4 g LB 培养基粉末，加入 100 mL 纯水，搅拌溶解，分装。

（3）TSB 培养基：精确称取 3 g TSB 培养基，加入 100 mL 蒸馏水，搅拌加热煮沸至完全溶解，分装。

以上溶液和培养基均经 121 ℃高压灭菌 20 min，备用。

实验耗材镊子、离心管、试管、试管塞、接种环、涂布棒、三角瓶、培养皿和枪头均需包装密封，于 121 ℃下高压灭菌 20 min，备用。

（4）结晶紫染液（1%质量体积比）。

A 液：称取 1 g 结晶紫，溶解于 20 mL 95%乙醇溶液；

B 液：称取 0.8 g 草酸铵，溶解于 80 mL 蒸馏水。

使用前，A、B 两液混合均匀，用滤纸过滤后静置 48 h 备用。

2. 菌悬液的制备

用接种环从新鲜细菌培养物上刮取 1~2 环新鲜细菌，加入 LB 培养基中，置于 37 ℃恒温摇床以 150 rpm 培养 16~20 h，用酶标仪测量在波长为 600 nm 处的 OD 值。取处于对数生长期的细菌悬液，4 000 rpm 离心 10 min，弃上清液，将菌体重新悬浮于 TSB 培养基中，调整浓度为 1.0×10^7 CFU/mL 的菌液作为实验用菌液。

3. 细菌生物膜的构建及清除

（1）细菌生物膜的构建。

将 150 μL 菌悬液滴加在 96 孔培养板上，置于 37 ℃恒温细菌培养箱，隔 24 h 更换新鲜 TSB 培养基，阴性对照为 TSB 培养基。培养 48 h，弃上清液，加入灭菌后的 PBS 清洗两次，洗去悬浮细菌，形成细菌生物膜。

（2）抗菌物质对细菌生物膜的清除。

用 TSB 培养基将抗菌肽配制成浓度为 51.2 μg/mL 的溶液，并进行连续倍比稀释，加入 96 孔培养板中，得到的浓度分别为 51.2、25.6、12.8、6.4、3.2 μg/mL，每个浓度制备三个平行样，空白对照加入 TSB 培养基，置于 37 ℃恒温细菌培养箱培养

24 h，用 PBS 清洗两次。添加 150 μL 甲醇，在 4 ℃ 下固定生物膜 30 min 后，吸出甲醇，室温干燥。用 150 μL 结晶紫染液染色 20 min，使用无菌水洗去多余的染液，自然晾干。最后加入 150 μL 95% 乙醇溶液，5 min 后，至结晶紫染液完全被溶解，用酶标仪测量各抗菌组分溶解的菌悬液在波长为 600 nm 处的 OD 值，取平均值。通过下列公式计算抗菌肽对细菌生物膜的清除率：

$$清除率 = \frac{OD_{blank} - OD_{sample}}{OD_{blank}} \times 100\% \qquad (7-4)$$

式中，OD_{blank} 是空白对照组菌液的 OD 值；OD_{sample} 是样品组菌液的 OD 值。

五、实验结果与讨论

计算各样品对细菌生物膜的清除率，并绘制样品浓度 – 清除率曲线图。

六、注意事项

做细菌生物膜清除实验时，需沿培养板孔壁慢慢注入 PBS 进行冲洗，以免破坏生物膜。

七、思考题

（1）细菌生物膜形成的机理是什么？
（2）细菌生物膜可以用结晶紫染色，除此之外还有什么染料可以对其进行染色？

参考文献

［1］JRIDI M，HAJJI S，AYEDA H B，et al. Physical，structural，antioxidant and antimicrobial properties of gelatin-chitosan composite edible films［J］. International journal of biological macromolecules，2014，67：373 – 379.

［2］ASADPOOR M，ITHAKISIOU G N，PUTTEN J P M V，et. al. Antimicrobial activities of alginate and chitosan oligosaccharides against *Staphylococcus aureus* and group b *Streptococcus*［J］. Frontiers in microbiology，2012，12：1 – 15.

［3］MENDES C R，DILARRI G，FORSAN C F，et al. Antibacterial action and target mechanisms of zinc oxide nanoparticles against bacterial pathogens［J］. Scientific reports，

2022, 12（1）：1 – 10.

［4］ THAKRAL F, BHATIA G K, TULI H S, et al. Zinc oxide nanoparticles：from biosynthesis, characterization, and optimization to synergistic antibacterial potential ［J］. Current pharmacology reports, 2021, 7：15 – 25.

［5］ 张蓉. 载壳聚糖 – 氧化锌和姜黄素纤维膜的制备及对葡萄保鲜的研究 ［D］. 成都：四川农业大学, 2021.

［6］ JIANG J H, PI J, CAI J Y. The advancing of zinc oxide nanoparticles for biomedical applications ［J］. Bioinorganic chemistry and applications, 2018（1）：1 – 18.

［7］ SILVA B L D, ABUCAFY M P, MANAIA E B, et al. Relationship between structure and antimicrobial activity of zinc oxide nanoparticles：an overview ［J］. International journal of nanomedicine, 2019, 14：9395 – 9410.

［8］ GENG Y T, XUE H, ZHANG Z H, et al. Recent advances in carboxymethyl chitosan-based materials for biomedical applications ［J］. Carbohydrate polymers, 2023, 305：1 – 20.

［9］ ZHONG Q, TIAN J H, LIU T L, et al. Preparation and antibacterial properties of carboxymethyl chitosan/ZnO nanocomposite microspheres with enhanced biocompatibility ［J］. Materials letters, 2018, 212：58 – 61.

［10］ SJOLLEMA J, ZAAT S A J, FONTAINE V, et al. In vitro methods for the evaluation of antimicrobial surface designs ［J］. Acta biomaterialia, 2018, 70：12 – 24.

［11］ JORGENSEN J H, FERRARO M J. Antimicrobial susceptibility testing：a review of general principles and contemporary practices ［J］. Medical microbiology, 2009, 49：1749 – 1755.

［12］ LI W Q, WEI W Y, WU X P, et al. The antibacterial and antibiofilm activities of mesoporous hollow Fe_3O_4 nanoparticles in an alternating magnetic field ［J］. Biomaterials science, 2020, 8：4492 – 4507.

［13］ ZHANG H, PENG R, LUO Y F, et al. In situ synthesis of gold nanoclusters in covalent organic frameworks with enhanced photodynamic properties and antibacterial performance ［J］. ACS applied bio materials, 2022, 5：3115 – 3125.

［14］ WIEGAND I, HILPERT K, HANCOCK R E W. Agar and broth dilution methods to determine the minimal inhibitory concentration（MIC）of antimicrobial substances ［J］. Nature protocols, 2008, 3（2）：163 – 175.

［15］ RODRÍGUEZ-MELCÓN C，ALONSO-CALLEJA C，GARCÍA-FERNÁNDEZ C，et al. Minimum inhibitory concentration（MIC）and minimum bactericidal concentration（MBC）for twelve antimicrobials（biocides and antibiotics）in eight strains of *Listeria monocytogenes*［J］. Biology，2021，11（1）：1 – 16.

［16］ PARVEKAR P，PALASKARB J，METGUDC S，et al. The minimum inhibitory concentration（MIC）and minimum bactericidal concentration（MBC）of silver nanoparticles against Staphylococcus aureus［J］. Biomaterial investigations in dentistry，2020，7（1）：105 – 109.

［17］ 钟志梅. 含硫、磷壳聚糖新衍生物的制备、结构与抑菌活性关系研究［D］. 青岛：中国科学院海洋研究所，2008.

［18］ ANDREICA B I，CHENG X J，Marin L. Quaternary ammonium salts of chitosan. A critical overview on the synthesis and properties generated by quaternization［J］. European polymer journal，2020，139：1 – 16.

［19］ YASIR M，WILLCOX M D P，DUTTA D. Action of antimicrobial peptides against bacterial biofilms［J］. Materials，2018，11（12）：1 – 15.

［20］ 付勃玮. 季铵盐共聚物聚集体的构筑及其清除生物膜机制的研究［D］. 济南：济南大学，2023.

第八章　生物材料的生物学评价

利用生物材料对人体缺损的组织器官进行修复或重建是外科领域常用的方法。在临床上，各种原因导致的骨缺损病例数居高不下。大面积的骨缺损修复往往需要骨移植来治疗。而由于自体骨来源受限、异体骨免疫排斥等，用合成的骨水泥材料进行骨缺损修复成为主流。其中，对于磷酸钙骨水泥的研究越来越多，各类复合骨水泥也层出不穷。对于新制备的骨水泥材料除了进行必要的力学、凝结时间及显微结构等理化指标测定分析外，也有必要对材料的生物学性能进行研究，以评估新制备骨水泥材料是否具有生物相容性及促进骨缺损修复的能力。

实验二十八　自固化骨水泥的体外细胞毒性及活死染色实验

一、背景介绍

细胞受到有毒物质刺激时，会引起细胞整体形态改变、空泡化、细胞溶解及细胞膜完整性改变，甚至引起细胞死亡等现象。高度水溶性的四氮唑盐（Tetrazolium Salt – WST – 8），可被活细胞内的脱氢酶还原成可溶性橙黄色甲臜产物（WST – 8 Formazan），产物颜色的深浅与细胞的增殖成正比，因而可以直接反映活细胞的数量。而细胞活死染色实验则能直观地观察到死活细胞比例、细胞数量、活细胞形态以及死活细胞荧光强度等。细胞毒性试验和细胞活死染色实验是互为补充的。因此，生物材料本身或其溶出物与细胞相互作用时，通过进行体外细胞毒性评价与细胞活死染色，可以快速筛选所制备的生物材料是否值得进行进一步研究。

本实验对前期实验所制备的自固化骨水泥材料进行细胞毒性试验及活死染色实验，以初步评价所制备骨水泥材料的生物安全性能。

二、实验目的

（1）掌握材料浸提液的制备及灭菌方法。

（2）学习细胞基本培养方法。

（3）学习酶标仪的使用。

（4）学习细胞活死染色方法。

三、实验材料与仪器

1. 实验材料

主要实验材料如表 8 - 1 所示。

表 8 - 1　主要实验材料一览表

实验材料	生产厂家	规格/级别
自固化骨水泥	实验室自制（实验十一）	—
高糖培养基（DMEM）	GIBCO	—
胎牛血清（FBS）	AusGeneX	—
胰蛋白酶（含 EDTA）	GIBCO	0.25%
双抗	武汉普诺赛生命科技有限公司	—
磷酸缓冲盐溶液（PBS）	Thermo Fisher Scientific	pH = 7.4，1 ×
细胞增殖计数试剂盒 - 8（CCK - 8）	同仁化学研究所	—
苯酚	Sigma - Aldrich	≥99%
活/死细胞染色试剂盒	ScienCell	—

2. 实验仪器

主要实验仪器如表 8 - 2 所示。

表 8 - 2　主要实验仪器一览表

实验仪器	生产厂家	型号
电子天平	上海卓精电子科技有限公司	BMS - 220.4
离心机	上海卢湘仪离心机仪器有限公司	TG18.5

（续上表）

实验仪器	生产厂家	型号
摇床	上海一恒科学仪器有限公司	THZ – 103B
超净台	上海博讯医疗生物仪器股份有限公司	YS – 840 – 1
倒置荧光显微镜	Carl Zeiss AG	Axio Observer
酶标仪	北京普天新桥技术有限公司	PT – 3502

四、实验方法与步骤

1. 骨水泥浸提液的制备

参照 GB/T 16886 标准，将已灭菌的自制骨水泥及商业用骨水泥分别置于无菌离心管中，按照 1.0 g/10 mL 的比例加入含有 10% FBS、1% 双抗的高糖培养基中，密封，置于 37 ℃、100 rpm 摇床中浸提 72 h，离心，获得 100% 浸提液，无菌封装，于 4 ℃ 冷藏备用。

2. 细胞毒性试验

（1）采用 MC3T3 – E1 细胞系。取对数生长期细胞，用 0.25% 胰蛋白酶进行消化以制备细胞浓度为 1×10^7 cells/L 的细胞悬液，在 96 孔板中每孔接种 100 μL 细胞悬液，再加入 100 μL 含 10% FBS 的完全培养基，于 37 ℃、5% CO_2 培养箱培养 24 h，吸去培养液及未贴壁细胞，并用无菌 PBS 清洗 2 次。

（2）实验分为 4 组：商业用骨水泥浸提液（对照组）、自制骨水泥浸提液（实验组）、完全培养基（阴性对照组）、含有体积分数 6.4% 苯酚的培养基溶液（阳性对照组），每组 3 个复孔。

（3）液体置换后，将培养板继续置于 37 ℃、5% CO_2 培养箱培养，并在第 1、3、5 天 3 个时间点进行检测，未到检测点的各组细胞每两天换相应的新鲜（浸提）培养液。

（4）在相应检测时间点，吸去每组检测孔中原有培养液，用无菌 PBS 清洗 2 次，加入配制好的 100 μL CCK – 8 反应液，然后再于 37 ℃、5% CO_2 培养箱继续培养 2 h，然后将培养液移至新的 96 孔板中，用酶标仪于 450 nm 波长处检测其吸光度。

CCK – 8 反应液配制：将 CCK – 8 溶液与新鲜的培养基以 1 : 10 的体积比配制成 CCK – 8 反应液，现配现用，注意避光。

如果不立刻测量吸光度，可在每个孔中加入 10 μL 1% 质量体积比的十二烷基硫酸钠（SDS）或 0.1 mol/L HCl，盖好并在室温下避光保存，并于 24 h 内测量。

3. 细胞活死染色（荧光显微镜检测法）

（1）采用 MC3T3 - E1 细胞系。取对数生长期细胞，用 0.25% 胰蛋白酶进行消化以制备细胞悬液，在 48 孔板中每孔接种 5.0×10^3 个细胞，再加入 200 μL 含 10% FBS 的完全培养基，于 37 ℃、5% CO_2 培养箱培养 24 h，吸去培养液及未贴壁细胞，并用无菌 PBS 清洗 2 次。

（2）实验分为 4 组：商业用骨水泥组（对照组）、自制骨水泥组（实验组）、完全培养基组（阴性对照组）、含有体积分数 6.4% 苯酚的培养基溶液组（阳性对照组），每组 3 个复孔。（与细胞毒性试验相同）

（3）液体置换后，将培养板继续置于 37 ℃、5% CO_2 培养箱培养，并在第 1、3、5 天 3 个时间点进行检测，未到检测点的各组细胞每两天换相应的新鲜培养液。

（4）在相应检测时间点，吸去每组检测孔中原有培养液，用无菌 PBS 清洗 2 次，每孔加入 500 μL Calcein - AM 染色工作液，再于 37 ℃、5% CO_2 培养箱继续孵育 20 min，然后用 PBS 清洗 2 次。

（5）在每孔中加入 500 μL 碘化丙啶（PI 染色工作液），再于 37 ℃、5% CO_2 培养箱继续孵育 5 min 后用 PBS 清洗 2 次。

（6）避光环境下，用荧光显微镜在波长为 490 nm 处进行观察和拍照。

五、实验结果与讨论

（1）细胞毒性试验定量评价：根据实验结果，采用下列公式计算实验组与对照组的细胞活力，作图，并统计分析组间是否有统计学差异。

$$细胞活力 = \frac{A - A_{(空)}}{A_{(阴)} - A_{(空)}} \times 100\% \qquad (8-1)$$

式中，A 是对照组或实验组或阳性对照组的孔的吸光度；$A_{(空)}$ 是具有培养基和 CCK - 8 溶液而没有细胞的孔的吸光度；$A_{(阴)}$ 是阴性对照组的孔的吸光度。

（2）分析活死染色图片，评判各组材料对细胞活性的影响并加以讨论。

六、注意事项

（1）在细胞培养过程中，严格规范操作，防止细胞受到污染。

（2）染色工作液必须现配现用，使用过程中注意避光，染色后尽量当天完成检测。

（3）碘化丙啶对人体有刺激性，实验过程中需适当防护，避免直接接触或吸入体内。

七、思考题

（1）影响细胞增殖的因素有哪些？

（2）活/死细胞染色试剂盒的原理是什么？

实验二十九　自固化骨水泥对细胞分化潜能的影响
——碱性磷酸酶检测

一、背景介绍

碱性磷酸酶（Alkaline Phosphatase，ALP）是一种普遍存在的细胞内酶，是骨形成、代谢和再生等过程中的重要酶，其作用是在成骨过程中水解有机磷，释放出无机磷，为羟基磷灰石的沉积提供必要的磷酸；同时水解焦磷酸盐，解除其对骨盐形成的抑制作用，促进骨无机矿物成分磷灰石的形成、沉积。碱性磷酸酶活性是成骨细胞早期分化的标志。对细胞内碱性磷酸酶含量的测定，可以评估生物材料对细胞成骨分化的影响以及研究骨矿化机制。

二、实验目的

（1）了解碱性磷酸酶检测基本原理。

（2）掌握碱性磷酸酶定性、定量检测方法。

（3）掌握双缩脲法（BCA 法）测定总蛋白方法。

三、实验材料与仪器

1. 实验材料

主要实验材料如表 8 - 3 所示。

表 8 – 3　主要实验材料一览表

实验材料	生产厂家	规格/级别
自固化骨水泥	实验室自制（实验十一）	—
高糖培养基（DMEM）	GIBCO	—
胎牛血清（FBS）	AusGeneX	—
胰蛋白酶（含 EDTA）	GIBCO	0.25%
双抗	武汉普诺赛生命科技有限公司	—
磷酸缓冲盐溶液（PBS）	Thermo Fisher Scientific	pH = 7.4，1 ×
碱性磷酸酶活性检测试剂盒	南京建成生物工程研究所有限公司	—
碱性磷酸酶染色试剂盒	南京建成生物工程研究所有限公司	—
BCA 蛋白浓度测定试剂盒	上海碧云天生物技术股份有限公司	—

2. 实验仪器

主要实验仪器如表 8 – 4 所示。

表 8 – 4　主要实验仪器一览表

实验仪器	生产厂家	型号
电子天平	上海卓精电子科技有限公司	BMS – 220.4
离心机	上海卢湘仪离心机仪器有限公司	TG18.5
摇床	上海一恒科学仪器有限公司	THZ – 103B
超净台	上海博讯医疗生物仪器股份有限公司	YS – 840 – 1
倒置荧光显微镜	Carl Zeiss AG	Axio Observer
酶标仪	北京普天新桥技术有限公司	PT – 3502

四、实验方法与步骤

1. 骨水泥样品的制备

将前期制备的骨水泥及商业用骨水泥分别调和成浆体，灌注到不锈钢模具中，制成直径 13 mm、高 1.5 mm 的骨水泥小圆片，然后将圆片放入温度为 37 ℃、湿度为

98%的恒温恒湿箱中养护 3 d。之后取出样品，烘干，装入真空包装袋中密封，用 15 kGy 的 γ 射线辐照灭菌。

2. 碱性磷酸酶活性的定量检测

（1）实验分为 3 组：商业用骨水泥组（对照组），自制骨水泥组（实验组）、完全培养基组（对照组），每组 3 个复孔。将已灭菌的骨水泥片置于孔板中。采用 MC3T3 – E1 细胞系。取对数生长期细胞，用 0.25% 胰蛋白酶进行消化以制备细胞悬液。在 24 孔板中每孔接种 1.0×10^4 个细胞，再加入 1 mL 含 10% FBS 的完全培养基，于 37 ℃、5% CO_2 培养箱继续培养，并在第 3、7、14 天 3 个时间点进行检测，未到检测点的各组细胞每两天换相应的新鲜培养液。

（2）在相应检测时间点，吸去每组检测孔中原有培养液，用无菌 PBS 清洗 3 次，加入 500 μL 1% 的 Triton – X100 溶液（以 PBS 作为稀释剂）并保持 30 ~ 40 min，使细胞裂解。

（3）将细胞裂解液吹打均匀，从每个样品孔中吸 30 μL 裂解液到 96 孔板中，按照 ALP 活性检测试剂盒的说明书步骤对样品进行加药处理，通过酶标仪在 $\lambda_{max} = 492$ nm 处测定各孔的 OD 值。

（4）从每个样品孔中吸出 20 μL 裂解液到 96 孔板中，按照 BCA 蛋白浓度测定试剂盒的说明书步骤对样品进行加药处理，通过酶标仪在 $\lambda_{max} = 570$ nm 处测定各孔的 OD 值，计算样本的总蛋白浓度。

（5）根据说明书公式，利用两个 OD 值计算出每单位质量蛋白质中 ALP 的量。

3. 碱性磷酸酶的定性检测

按上述定量检测方法培养细胞，然后按如下步骤操作：

（1）当细胞在骨水泥片上培养 3、7、14 天后，吸去孔板中的培养基，用无菌 PBS 清洗 3 次。

（2）加入 500 μL 4 wt% 多聚甲醛固定液并保持 30 min，以固定细胞。

（3）吸去固定液，加入 PBS 清洗 1 次后，按照 ALP 染色试剂盒的说明书进行操作。

（4）染色后清洗干净残留的染色剂，收集样品，于显微镜下观察拍照。

五、实验结果与讨论

（1）根据实验结果，绘制 ALP 表达量随培养时间延长的变化图，并统计分析组间是否有统计学差异。

（2）对比定量与定性检测结果。

六、注意事项

（1）实验操作过程中避免出现 EDTA、氟离子、柠檬酸盐等碱性磷酸酶的抑制剂。

（2）实验过程中注意有效防护，以避免试剂直接接触人体或腐蚀其他物品。

七、思考题

（1）骨生物材料的哪些性能影响前成骨细胞 ALP 的表达？

（2）ALP 在骨形成中有什么作用？

实验三十　自固化骨水泥材料对成骨细胞相关基因表达量的影响

一、背景介绍

不同的基因通过不同的方式参与骨的形成过程。Ⅰ型胶原（COL‑Ⅰ）属于多通路共同含有的通道蛋白，覆盖成骨全程，在骨组织的结构维持中起着关键的作用，为骨骼提供必要的机械强度和支撑。骨钙素（OCN）是成骨细胞分化的后期阶段表达，通过与钙离子结合来参与调节钙离子稳态和骨矿化过程。在骨重建过程中，骨桥蛋白（OPN）诱导矿化骨基质成熟，调节羟基磷灰石的形成和骨盐沉积，有利于促进骨矿化。Runx‑2 是早期分化的成骨标志基因，作为成骨细胞表型的核心调控基因，同时也是重要的成骨转录因子，通过与成骨基因启动子区域的特异性元件结合，直接调控成骨相关基因的表达，从而参与骨骼的形成和维护。因此，检测分析细胞内不同基因的表达量可以探究材料对于细胞成骨分化影响的机理。

二、实验目的

（1）掌握 RNA 的提取及纯化。

（2）学习 PCR 仪的操作。

三、实验材料与仪器

1. 实验材料

主要实验材料如表 8−5 所示。

表 8−5　主要实验材料一览表

实验材料	生产厂家	规格/级别
自固化骨水泥	实验室自制（实验十一）	—
高糖培养基（DMEM）	GIBCO	—
胎牛血清（FBS）	AusGeneX	—
胰蛋白酶（含 EDTA）	GIBCO	0.25%
双抗	武汉普诺赛生命科技有限公司	—
磷酸缓冲盐溶液（PBS）	Thermo Fisher Scientific	$pH = 7.4$，$1\times$

2. 实验仪器

主要实验仪器如表 8−6 所示。

表 8−6　主要实验仪器一览表

实验仪器	生产厂家	型号
电子天平	上海卓精电子科技有限公司	BMS−220.4
离心机	上海卢湘仪离心机仪器有限公司	TG18.5
摇床	上海一恒科学仪器有限公司	THZ−103B
超净台	上海博讯医疗生物仪器股份有限公司	YS−840−1
PCR 仪	Techne	TC−412
实时定量 PCR 仪	Bio−Rad	Chromo4

四、实验方法与步骤

1. 骨水泥样品的制备

将前期所制备的骨水泥及商业用骨水泥分别调和成浆体，灌注到模具中，制成直径 33 mm、高 1.5 mm 的骨水泥小圆片，然后将圆片放入温度为 37 ℃、湿度为 98% 的恒温恒湿箱中养护 3 d。之后取出样品，烘干，装入真空包装袋中密封，用 15 kGy 的 γ 射线辐照灭菌。

2. 实时定量 PCR 检测成骨相关基因的表达

（1）实验分为 3 组：商业用骨水泥组（对照组）、自制骨水泥组（实验组）、完全培养基组（对照组），每组 3 个复孔。将已灭菌的骨水泥片置于孔板中。采用 MC3T3 - E1 细胞系。取对数生长期细胞，用 0.25% 胰蛋白酶进行消化以制备细胞悬液。在 6 孔板中每孔接种 5.0×10^4 个细胞，再加入 2.5 mL 含 10% FBS 的完全培养基，于 37 ℃、5% CO_2 培养箱继续培养，并在第 7、14 天 2 个时间点进行检测，未到检测点的各组细胞每两天换相应的新鲜培养液。

（2）细胞培养至相应检测时间点后，吸去每组检测孔中原有培养液，用无菌 PBS 清洗 3 次，提取 mRNA 用于实验。实验过程中所使用的枪头、EP 管等都应该是无酶的。

（3）总 mRNA 提取，具体操作步骤如下：

①消化细胞，离心收集，后加入 1 mL Trizol（Invitrogen）溶液，吹打裂解细胞，静置 5 min，吸取液体转移至无酶 EP 管中；

②加入 200 μL 三氯甲烷，快速剧烈振荡 30 s，室温静置 2 ~ 3 min；

③4 ℃下于 14 000 rpm 离心 15 min，将分布在上层的水相 RNA 转移至新的 RNase - free EP 管；

④加入等体积的异丙醇沉淀 RNA，充分混匀后于室温静置 10 min；

⑤4 ℃下于 14 000 rpm 离心 10 min，去除上清液，收集 RNA 沉淀；

⑥用 75% 乙醇洗涤 RNA 沉淀 2 次后于超净台风干；

⑦加入 20 μL DEPC 水将沉淀溶解，于 -80 ℃保存。

（4）去基因组，具体的操作步骤如下：

①使用 RNase - free 的 DNase Ⅰ（Promega），按表 8 - 7 体系配制反应液，于 37 ℃ 消化 30 min 后，65 ℃ 灭活 10 min；

表 8 - 7　反应液配制

试剂	用量/μL
RNA	20
RNase inhibitor	0.5
10 × buffer	10
DNase I	20
H_2O（RNase - free）	49.5
总体积	100

②加入等体积苯酚，剧烈振荡混匀后于 10 000 rpm 离心 5 min，取上清液；

③加入等体积的三氯甲烷，剧烈振荡混匀后于 10 000 rpm 离心 10 min，取上清液；

④加入等体积异丙醇，轻微摇晃充分混匀后于 - 20 ℃静置 15 min；

⑤4 ℃下于 10 000 rpm 离心 10 min 移去上清液，收集 RNA 沉淀；

⑥用 75% 乙醇洗涤 2 次后于超净台风干；

⑦加入 15 ~ 40 μL DEPC 水使沉淀溶解。

（5）总 RNA 纯度和完整性检测，具体的操作步骤如下：

①纯度检测：取 1 μL RNA 样品稀释 50 倍，在艾本德 BioPhotometer Plus 核酸蛋白测定仪上测定 OD 值，OD_{260} 和 OD_{280} 的比值应在 1.8 ~ 2.0 之间；

②总 RNA 完整性检测：取 1 μL RNA 样品，于 80 V 1% 琼脂糖凝胶中电泳 20 min，用凝胶成像系统观察总 RNA 的 5S rRNA、β - actin rRNA 和 28S rRNA 条带。若三条条带完整，即可证明总 RNA 抽提比较完整。

（6）RNA 的逆转录，具体的操作步骤如下：

①在 RNase - free 的 PCR 管中配制溶液，如表 8 - 8 所示；

表 8 - 8　溶液配制

试剂	用量
H_2O	—
Total RNA	1 μg
总体积	12 μL

②将上述溶液吹打均匀，于85 ℃保温5 min，使RNA充分变性。随后立即在冰上致冷，以防止RNA复性；

③在该PCR管中加入表8-9中的试剂（Promega）；

表8-9　试剂配制

试剂	用量/μL
Oligo （dT）	0.5
Random primer	0.5
RNase inhibitor	0.5
M-MLV	0.5
10mM dNTP	2.0
5×buffer	4.0
总体积	8.0

④将上述20 μL反应溶液于30 ℃保温10 min；

⑤于42 ℃保温60 min；

⑥于85 ℃保温10 min。

（7）定量PCR实验，具体的操作步骤如下：

①检测基因：

内参片段为GAPDH；

目的片段为Runx-2、COL-I、OPN、OCN；

②设计的引物：引物序列如表8-10所示；

表8-10　成骨相关基因引物序列

引物	正向引物序列	反向引物序列
Runx-2	GCCGGGAATGATGAGAACTA	GGACCGTCCACTGTCACTTT
OPN	TCAGGACAACAACGGAAAGGG	TCAAAGCAACAACGGAAAGGG
COL-I	CGCTGGCAAGAATGGCGATC	ATGCCTCTGTCACCTTGTTCG
OCN	AAGCAGGAGGGCAATAAGGT	TTTGTAGGCGGTCTTCAAGC
GAPDH	AACTTTGGCATTGTGGAAGG	ACACATTGGGGGTAGGAACA

③反应体系：反应体系如表 8 – 11 所示；

表 8 – 11　反应体系

试剂	用量/μL
上游引物	0.5
下游引物	0.5
cDNA（1∶20）	5.0
dH$_2$O	4.0
2× SYBR Green qPCR SuperMix	10
总体积	20

④反应条件：50 ℃ 2 min；95 ℃ 2 min；95 ℃ 15 s，60 ℃ 32 s 读板，40 cycles；融解曲线分析的温度 60 ℃ ~95 ℃；每个样品重复 3 次。

（8）采用相对定量法测定目的基因表达量，计算式如下：

对照组：$\Delta Ct_1 = Ct_{目的} - Ct_{内参}$；

样品组：$\Delta Ct_2 = Ct_{目的} - Ct_{内参}$；

差值：$\Delta\Delta Ct = \Delta Ct_1 - \Delta Ct_2$；

样品组基因相对表达量 $= 2^{-\Delta\Delta Ct}$。

五、实验结果与讨论

（1）根据实验结果，绘制各基因表达量随培养时间变化的变化图，并统计分析组间是否有统计学差异。

（2）讨论材料对于不同基因表达量影响的机制。

六、注意事项

（1）实验过程中使用的所有枪头、EP 管都应该是无酶的。

（2）实验过程中注意温度控制。

七、思考题

生物材料的哪些因素会影响细胞成骨基因的表达？

实验三十一　自固化骨水泥材料对成骨细胞矿化结节的影响

一、背景介绍

钙结节活性是成骨细胞晚期分化的标志。长时间的成骨诱导会使钙离子以钙盐的形式沉淀下来，形成"骨结节"。骨结节可通过茜素红染色（茜素红和钙发生显色反应，产生一种深红色化合物），把外面沉积的钙结节染成深红色。我们可以通过观察着色物面积和深浅，评估成骨分化的强弱，还可以定量测定钙结节的含量，以评估生物材料对于细胞成骨分化的影响情况。

二、实验目的

（1）了解钙结节检测基本原理。
（2）掌握钙结节定性、定量检测方法。

三、实验材料与仪器

1. 实验材料

主要实验材料如表 8 – 12 所示。

表 8 – 12　主要实验材料一览表

实验材料	生产厂家	规格/级别
自固化骨水泥	实验室自制（实验十一）	—
高糖培养基（DMEM）	GIBCO	—
胎牛血清（FBS）	AusGeneX	—
胰蛋白酶（含 EDTA）	GIBCO	0.25%
双抗	武汉普诺赛生命科技有限公司	—
磷酸缓冲盐溶液（PBS）	Thermo Fisher Scientific	pH = 7.4，1 ×

（续上表）

实验材料	生产厂家	规格/级别
茜素红 S 染色液	上海碧云天生物技术股份有限公司	0.2%，pH = 8.3
邻甲酚酞络合酮（CPC）	Sigma – Aldrich	—

2. 实验仪器

主要实验仪器如表 8 – 13 所示。

表 8 – 13　主要实验仪器一览表

实验仪器	生产厂家	型号
电子天平	上海卓精电子科技有限公司	BMS – 220.4
离心机	上海卢湘仪离心机仪器有限公司	TG18.5
摇床	上海一恒科学仪器有限公司	THZ – 103B
超净台	上海博讯医疗生物仪器股份有限公司	YS – 840 – 1

四、实验方法与步骤

1. 骨水泥样品的制备

将前期所制备的骨水泥及商业用骨水泥分别调和成浆体，灌注到不锈钢模具中，制成直径 13 mm、高 1.5 mm 的骨水泥小圆片，然后将圆片放入温度为 37 ℃、湿度为 98% 的恒温恒湿箱中养护 3 d。之后取出样品，烘干，装入真空包装袋中密封，用 15 kGy 的 γ 射线辐照灭菌。

2. 钙结节的定性、定量检测

（1）实验分为 3 组：商业用骨水泥组（对照组）、自制骨水泥组（实验组）、完全培养基组（对照组），每组 3 个复孔。将灭菌后的骨水泥片置于孔板中。采用 MC3T3 – E1 细胞系。取对数生长期细胞，用 0.25% 胰蛋白酶进行消化以制备细胞悬液。在 24 孔板中每孔接种 1.0×10^4 个细胞，再加入 1 mL 含 10% FBS 的完全培养基，于 37 ℃、5% CO_2 培养箱继续培养。并在第 14、21 天 2 个时间点进行检测，未到检测点的各组细胞每两天换相应的新鲜培养基。

（2）在相应检测时间点，吸去每组检测孔中原有培养液，用无菌 PBS 清洗 3 次，加入 500 μL 4 wt% 的多聚甲醛固定液，并保持 30 min 以固定细胞。

（3）吸走固定液，加入 PBS 清洗 2 次后，加入 400 μL 1% 的茜素红 S 染色液覆盖材料，并保持 30 min 及以上。

（4）吸去染液，用大量 PBS 清洗干净后于体式显微镜下观察拍照。

（5）配置 10% 的 CPC 工作液（以水或 PBS 作溶剂），取 500 μL 工作液加入孔板中，室温放置 30 min。

（6）从每个样品孔中吸出 100 μL 反应液于 96 孔板中，通过酶标仪测定 $\lambda_{max} = 540$ nm 处的 OD 值。

五、实验结果与讨论

（1）根据实验结果，绘制钙结节表达量随培养时间变化的变化图，并统计分析组间是否有统计学差异。

（2）对比不同样品材料之间的定量与定性检测结果，并加以分析讨论。

六、注意事项

（1）配置 CPC 工作液时，要放置在 37 ℃恒温水箱中加速溶解，后续的实验过程也要控制好时间，以防其析出。

（2）实验过程中注意有效防护，以避免试剂直接接触人体或腐蚀其他物品。

七、思考题

（1）骨生物材料的哪些性能影响前成骨细胞钙结节的表达？
（2）钙结节在骨形成中有什么作用？

参考文献

［1］TAKECHI M, NINOMIYA Y, OHTA K, et al. Effects of apatite cement containing atelo-collagen on attachment to and proliferation and differentiation of MC3T3 – E1 osteoblastic cells［J］. Materials, 2016, 9（4）: 1 – 8.

［2］YU L, XIA K Z, GONG C T, et al. An injectable bioactive magnesium phosphate cement incorporating carboxymethyl chitosan for bone regeneration［J］. International journal of biological macromolecules, 2020, 160: 1 – 11.

［3］李真真.基于胆固醇修饰的骨修复材料对前成骨细胞 MC3T3 - E1s 的影响及作用机制初探［D］.广州：暨南大学，2016.

［4］罗学仕.仿 osteoid 胶原模板构建及其对成骨细胞生物矿化的调控［D］.广州：暨南大学，2019.

［5］秦祎雄，袁子健，谢山周，等.茶多酚对脂多糖刺激下成骨细胞增殖分化的影响［J］.中国组织工程研究，2023，27（35）：5665 - 5669.

［6］SANCHEZ M A, FELICE B, SAPPIA L D, et al. Osteoblastic exosomes. A non-destructive quantitative approach of alkaline phosphatase to assess osteoconductive nanomaterials［J］. Materials science and engineering c, 2020, 115：1 - 9.

［7］WEI X, CHEN J X, SHEN H Y, et al. Hierarchically biomimetic scaffolds with anisotropic micropores and nanotopological patterns to promote bone regeneration via geometric modulation［J］. Advanced healthcare materials, 2024, 13 (17)：1 - 11.

［8］韩桂娟.基于 PDOPA 粘附聚乳酸表面功能化修饰的成骨成血管化研究［D］.广州：暨南大学，2020.

［9］李炯炯，邹琴，胡釜，等.微弧氧化涂层改性对 3D 打印钛合金支架细胞生物学的影响［J］.中国组织工程研究，2018，22（10）：1565 - 1572.

［10］AHN G, LEE J Y, SEOL D W, et al. The effect of calcium phosphate cement-silica composite materials on proliferation and differentiation of pre-osteoblast cells［J］. Materials letters, 2013, 109：302 - 305.

［11］LIU J Y, WANG Y F, LIANG Y Q, et al. Effect of platelet-rich plasma addition on the chemical properties and biological activity of calcium sulfate hemihydrate bone cement［J］. Biomimetics, 2023, 8 (2)：1 - 21.

［12］吴婷婷.引入功能性离子改善磷酸钙骨水泥的成骨和血管化能力研究［D］.广州：华南理工大学，2017.

［13］李昊轩.金属酚醛网络功能化硫酸钙骨水泥的制备及其治疗感染性骨缺损的应用研究［D］.长春：吉林大学，2023.

［14］周嘉安.hMSCs 与 Col 及 Col - HA 支架体外复合构建软骨及软骨下骨的研究［D］.广州：华南理工大学，2010.

［15］WANG S, XU C, YU S C, et al. Citric acid enhances the physical properties, cytocompatibility and osteogenesis of magnesium calcium phosphate cement［J］. Journal of the mechanical behavior of biomedical materials, 2019, 94：42 - 50.

［16］张旭. 掺锶透钙磷石/壳聚糖复合支架的制备和成骨性能研究［D］. 唐山：华北理工大学，2022.

［17］李凯. 自组装肽纳米纤维水凝胶 – 磷酸钙骨水泥复合支架的生物活性及对药物体外释放的初步实验研究［D］. 重庆：重庆医科大学，2021.

［18］茹江英，丛宇，赵建宁，等. 乌司他丁对骨水泥颗粒诱导 MC3T3 – E1 鼠前成骨细胞凋亡的干预作用［J］. 中国组织工程研究，2014，18（43）：6945 – 6950.

第九章 生物材料在动物体内实验模型的构建及评价

生物材料动物实验模型的构建及评价是现代生物医学研究中至关重要的环节，它有助于更深入地了解生物材料的性能、生物相容性及其与生物机体之间的相互作用等。其中，生物材料动物实验模型的构建主要包括实验动物模型（如物种选择和品系选择）及构建方法的选择；而生物材料动物实验模型的评价则主要包括生物相容性评价、安全性评价、功能性评价以及有效性评价等。实验者需根据生物材料的性能及其临床应用目的，确立动物实验模型及评价指标。

目前，生物材料评价常用的动物模型包括鼠、兔、猪、猴等，这些动物在遗传背景、生理结构以及疾病模型等方面与人类均存在着不同程度的相似与差异，同一物种不同品系的实验动物对生物材料的反应可能也存在着差异。因此，在动物模型的确定过程中，需要根据具体研究需求与临床疾病类型，选择合适的实验动物物种与品系，并按照动物伦理要求执行相应实验操作，包括动物模型的构建，生物材料的植入、注射、观察记录等。确保实验过程中动物的福利和伦理得到保障，遵守相关法规和指导原则。

生物材料动物模型的评价主要涵盖四大方面的内容：①生物相容性评价，包括观察生物材料植入动物体内后，周围组织的变化，如炎症反应、纤维化、坏死等组织反应；评估生物材料的植入是否引起动物的全身免疫反应，如抗体产生、细胞浸润等。②安全性评价，包括毒性评估，即评估生物材料是否对动物产生毒性作用，常采用血液学和生物化学等指标进行评估；遗传毒性，对可能具有遗传毒性的生物材料还需进行相关的遗传毒性试验评估。③功能性评价，包括功能恢复作用，即对于用于替代或修复受损组织或器官的生物材料，主要评估其是否具有能够恢复或改善动物的相关组织与器官的功能；稳定性评价，即主要观察生物材料植入动物体内后的长期稳定性，如其性能与结构是否发生变化。④有效性评价，包括疗效评估，即在动物疾病模型上评估生物材料的治疗效果；剂量优化，即在动物疾病模型上评估不同剂量的生物材料的治疗效果，以筛选最佳的治疗剂量。

总之，生物材料动物实验模型的构建及评价是一个极其复杂而系统的过程，需综合考虑实验动物的选择、构建方法、实验操作及指标评价等多个方面。研究者通过严谨、科学的实验设计，建立适当的动物实验模型及疗效评价体系，为生物材料的研发与应用提供强有力的支撑和保障。同时，人们在动物实验的全过程中需充分关注动物的福利和伦理问题，确保实验过程的合法合规性、安全性和道德性。

实验三十二　骨缺损动物模型的构建及评价——颅骨缺损

一、背景介绍

颅骨相较于其他骨组织，血运较差、自我修复能力弱，是建立稳定统一的标准化骨缺损模型的理想选择。颅骨缺损动物模型具有可重复性强、可适用于各种不同类型骨科材料的评估应用等优点，因此成为评价骨科材料在体内骨修复效果的理想模型。颅骨下方硬脑膜的存在能为骨修复材料提供良好的支撑，无须额外固定；但缺点是其靠近中枢神经系统，不利于复杂骨缺损模型的构建，也不适用于模拟负重条件下骨缺损修复一类的实验研究。在颅骨缺损动物模型构建中，大鼠、兔、羊、猪等均可作为动物模型的对象，其中大鼠因价格便宜且便于饲养，被更多地应用于颅骨缺损动物模型的构建中。

二、实验目的

（1）了解颅骨缺损的背景知识。
（2）掌握颅骨缺损动物模型的构建方法。
（3）学会评估胶原仿生矿化复合材料（见实验十二）对颅骨缺损的修复效果。

三、实验材料与器材

1. 实验动物

6~8 周龄 SD 大鼠（体重 260~300 g，雌雄不限）。

2. 实验材料

主要实验材料如表 9 – 1 所示。

表 9 – 1　主要实验材料一览表

实验材料	生产厂家	规格/级别
阿佛丁	南京爱贝生物科技有限公司	10 mL/瓶
异氟烷	青岛欧博方医药科技有限公司	100 mL/瓶
75% 乙醇	茂名市消毒用品厂有限公司	500 mL/瓶
碘伏消毒液	茂名市消毒用品厂有限公司	500 mL/瓶
青霉素钠	陕西骊祥动物药业有限公司	1.6×10^6 U/支
无菌生理盐水	四川科伦药业股份有限公司	500 mL/瓶
胶原仿生矿化复合材料	实验室自制（实验十二）	—

3. 实验器材

主要实验器材如表 9 – 2 所示。

表 9 – 2　主要实验器材一览表

实验器材	生产厂家	型号
手术刀片	上海浦东金环医疗用品股份有限公司	11#
手术刀柄	山东新华医疗器械股份有限公司	ZB079RN
眼科剪	山东新华医疗器械股份有限公司	ZC056R
镊子	山东新华医疗器械股份有限公司	ZD557R
可吸收缝合线	上海浦东金环医疗用品股份有限公司	3 – 0
注射器	广州科荣生物有限公司	1 mL 或 5 mL
无菌手套	北京瑞京乳胶制品有限公司	S/M/L
手术铺巾	山东新华医疗器械股份有限公司	2 cm × 3 cm
角针	上海浦东金环医疗用品股份有限公司	1/2　8 × 20
小圆针	上海浦东金环医疗用品股份有限公司	1/2　7 × 17
手术电钻	DREMEL	8050
环形、球形钻头	DREMEL	2 ~ 5 mm

四、实验方法与步骤

1. 术前准备

实验前所有动物都需在无特定病源体（SPF）级别的实验动物房正常饲养一周以上，以适应环境。所有手术器械经高温高压消毒灭菌，并冷却至室温（20 ℃ ~ 25 ℃）后备用。用大量75%乙醇消毒手术台/表面。

2. 手术实施

（1）手术前实验动物禁食禁水12 h。

（2）采用腹腔注射阿佛丁（300 mg/kg）对大鼠进行全身麻醉。

（3）用电动剃刀将大鼠从两眼之间的鼻梁到头骨/颅骨的毛发剃光，并用酒精棉签去除毛发屑。

（4）将试验大鼠（俯卧位）放置于铺好手术铺巾的操作台上，术区及周围区域涂覆碘伏，注意不要将溶液涂到实验动物眼睛上。

（5）使用手术刀，从大鼠鼻骨到正中矢状嵴或前囟，在头皮上做一个约1.5 cm的切口，直至骨膜。向外侧施加反牵引，可见颅骨。用手术刀沿矢状中线将覆盖颅骨的骨膜划开，然后用镊子轻轻向外侧拨开骨膜，露出膜下的颅骨并用无菌生理盐水冲洗。

（6）在大鼠颅骨正中区域用手术电钻配合环形钻头以1 500 r/min或更低的速度切出一个直径为8 mm的圆形缺损边缘（临界骨缺损），再持续施加轻柔的压力，直至完成缺损区骨块的切除（见图9 - 1）。如需构建双侧缺损，则在颅骨中线两侧区域用手术电钻配合环形钻头以1 500 r/min或更低的速度切出两个直径为5 mm且对称的圆形缺损边缘，再进行缺损区骨块的移除。此过程中，以大约每2秒1滴的速度用无菌生理盐水持续冲洗钻头及颅骨。缓慢地冲洗钻孔区域对于防止热损伤至关重要，因为过高的热量会损伤缺损边缘的组织，进而干扰实验结果。

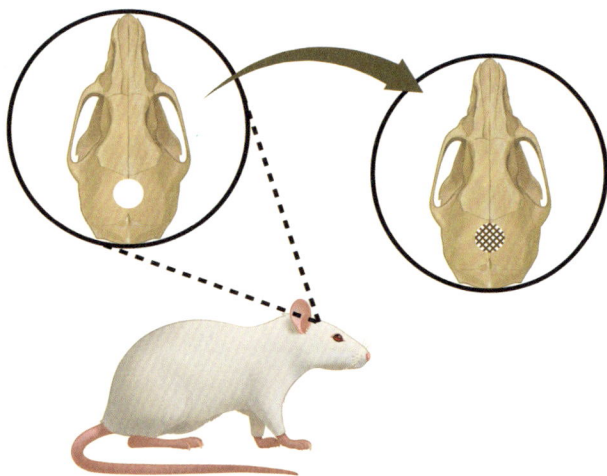

图9 - 1　大鼠颅骨缺损模型及修复材料植入

（7）小心地用镊子将游离的缺损骨片取出，并用无菌生理盐水进行清洗，充分去除碎片和/或骨屑，然后将胶原仿生矿化复合材料植入缺损处（见图9－1）。

（8）使用3－0缝合线缝合皮肤。闭合手术切口后，用碘伏或乙醇消毒，再向大鼠肌肉注射0.2 mL含20万单位青霉素钠的生理盐水。

（9）将大鼠放置于温暖干燥处，其完全清醒2 h后才可自由进水，术后1天才可自由进食。

3. 术后护理

术后三天，每天以40万单位/只的剂量向大鼠肌肉注射青霉素钠，同时观察大鼠的术后饮食、排便、精神状态和活动情况。特别要注意创口的愈合和感染情况。如发生开线或感染，则应及时予以缝合或清创。我们可通过X射线扫描确认缺损位置，判断造模是否成功。

五、修复效果评估

（1）用异氟烷麻醉处死实验动物后收取颅骨缺损部位的样本，先进行大体观察，再结合X射线、Micro－CT等影像学检查，对材料的降解程度以及新生骨组织的成骨、连接、改建情况进行评估，通过骨表面积/体积、骨密度、骨皮质厚度、骨小梁厚度及骨小梁密度等组织形态学的量化指标进一步分析骨组织的再生修复情况。

（2）可对样本进行HE染色、Masson染色等组织学处理，于显微镜下观察颅骨缺损区域的修复情况，再结合免疫组化染色或钙黄绿素－茜素红荧光标记结果进行综合评估。

六、注意事项

（1）切除颅骨骨块时，操作需谨慎。若不慎损伤硬脑膜，可能造成术中大量出血或术后血肿，应避免该情况发生。

（2）骨科材料植入过程需保证缺损区域填充完整、平坦，避免压迫硬脑膜，且保证材料附着牢固、无位移。

七、思考题

大鼠颅骨表面的解剖学标志有哪些？

实验三十三　骨缺损动物模型的构建及评价——股骨缺损

一、背景介绍

　　股骨的内外径相近，相较于颅骨和胫骨更有利于建立合并骨质疏松、肿瘤、感染等较复杂的骨缺损模型。股骨作为下肢主要负重骨之一，可评估修复后骨组织在生理状态下的力学负载性能。因股骨外髁解剖结构清楚且附近无重要的神经及血管，可通过钻孔至骨皮质下方的松质骨或骨髓腔制造出股骨远端的圆柱形骨缺损。狗、羊、猪等大型动物的骨骼成分与人相近，其骨缺损的愈合机制也更接近临床实际情况，但目前仍受限于实验成本、操作可控性及样本量等问题，用大型动物做动物模型的情况并不常见。在股骨缺损的构建中，大鼠和兔仍然是较为常见的动物模型。

二、实验目的

　　（1）了解股骨缺损的背景知识。

　　（2）掌握股骨缺损动物模型的构建方法。

　　（3）学会评估壳聚糖/磷酸钙骨水泥（见实验十一）对股骨缺损的修复效果。

三、实验材料与器材

　　1. 实验动物

　　6~8周龄SD大鼠（体重260~300 g，雌雄不限）。

　　2. 实验材料

　　主要实验材料如表9-3所示。

表9-3　主要实验材料一览表

实验材料	生产厂家	规格/级别
阿佛丁	南京爱贝生物科技有限公司	10 mL/瓶
异氟烷	青岛欧博方医药科技有限公司	100 mL/瓶
75% 乙醇	茂名市消毒用品厂有限公司	500 mL/瓶
碘伏消毒液	茂名市消毒用品厂有限公司	500 mL/瓶
青霉素钠	陕西骊祥动物药业有限公司	1.6×10^6 U/支
无菌生理盐水	四川科伦药业股份有限公司	500 mL/瓶
壳聚糖/磷酸钙骨水泥	实验室自制（实验十一）	—

3. 实验器材

主要实验器材如表9-4所示。

表9-4　主要实验器材一览表

实验器材	生产厂家	型号
手术尖刀片	上海浦东金环医疗用品股份有限公司	11#
手术刀柄	山东新华医疗器械股份有限公司	ZB079RN
眼科剪	山东新华医疗器械股份有限公司	ZC056R
镊子	山东新华医疗器械股份有限公司	ZD557R
可吸收缝合线	上海浦东金环医疗用品股份有限公司	3-0
注射器	广州科荣生物有限公司	1 mL 或 5 mL
无菌手套	北京瑞京乳胶制品有限公司	S/M/L
手术铺巾	山东新华医疗器械股份有限公司	2 cm × 3 cm
角针	上海浦东金环医疗用品股份有限公司	1/2　8 × 20
小圆针	上海浦东金环医疗用品股份有限公司	1/2　7 × 17
手术电钻	DREMEL	8050
环形、球形钻头	DREMEL	2～5mm

四、实验方法与步骤

1. 术前准备

实验前所有动物都需在 SPF 级别的实验动物房正常饲养一周以上，以适应环境。所有手术器械经高温高压消毒灭菌，并冷却至室温（20 ℃ ~ 25 ℃）后备用。用大量 75% 乙醇消毒手术台/表面。

2. 手术实施

（1）手术前实验动物禁食禁水 12 h。

（2）采用腹腔注射阿佛丁（300 mg/kg）对大鼠进行全身麻醉。

（3）用电动剃刀将大鼠后肢的毛发剃光，并用酒精棉签去除毛发屑。

（4）将试验大鼠（俯卧位）放置于铺好手术铺巾的操作台上，术区及周围区域涂覆碘伏。

（5）将大鼠膝关节固定在最大伸展处，使用手术刀在大鼠髌韧带外侧制造 1.5 cm 的纵向切口，切开皮肤后，钝性分离筋膜及肌肉，将髌韧带推向对侧，暴露出股骨外侧髁，并用无菌生理盐水冲洗。

（6）在大鼠股骨外侧髁用手术电钻配合球形钻头构建出直径为 3 mm、深度为 4 mm 的圆柱形骨缺损（见图 9 - 2）。此过程中，以大约每 2 秒 1 滴的速度用无菌生理盐水持续冲洗钻头及股骨外侧髁。缓慢地冲洗钻孔区域对于防止热损伤至关重要，因为过高的热量会损伤缺损边缘的组织，进而干扰实验结果。

（7）用无菌生理盐水冲洗掉破碎的骨屑，将壳聚糖/磷酸钙骨水泥填充至缺损处（见图 9 - 2）。

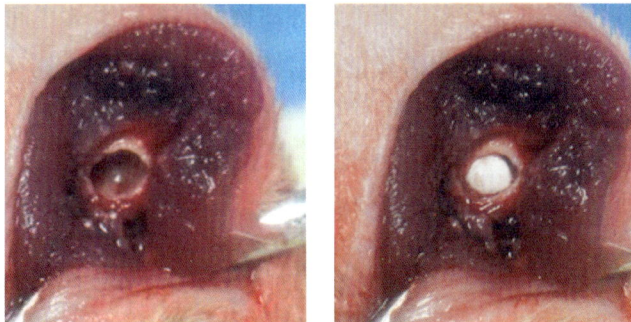

（a）材料植入前　　　　　（b）材料植入后

图 9 - 2　大鼠股骨缺损模型及修复材料植入

（8）使用 3-0 缝合线逐层缝合肌肉及皮肤。闭合手术切口后，用碘伏或乙醇消毒，再给大鼠肌肉注射 0.2 mL 含 20 万单位青霉素钠的生理盐水。

（9）将大鼠放置于温暖干燥处，其完全清醒 2 h 后才可自由进水，术后 1 天才可自由进食。

3. 术后护理

术后三天，每天以 20 万单位/只的剂量向大鼠肌肉注射青霉素钠，同时观察大鼠的术后饮食、排便、精神状态和活动情况。特别要注意创口的愈合和感染情况。如发生开线或感染，则应及时予以缝合或清创。我们可通过 X 射线扫描确认缺损位置，判断造模是否成功。

五、修复效果评估

（1）用异氟烷麻醉处死实验动物后收取股骨缺损部位的样本，先进行大体观察，再结合 X 射线、Micro-CT 等影像学检查，对材料的降解程度以及新生骨组织的成骨、连接、改建情况进行评估，通过骨表面积/体积、骨密度、骨皮质厚度、骨小梁厚度及骨小梁密度等组织形态学的量化指标进一步分析骨组织的再生修复情况。

（2）可对样本进行 HE 染色、Masson 染色等组织学处理，于显微镜下观察股骨缺损区域的修复情况，再结合免疫组化染色或钙黄绿素-茜素红荧光标记结果进行综合评估。

（3）可对股骨标本进行三点弯曲实验或压缩实验，评估修复后股骨远端的生物力学性能。

六、注意事项

（1）手术造模过程需准确定位，降低同种动物模型不同个体之间缺损的位置误差。

（2）生物修复材料的植入过程需保证缺损区域填充完整，并选择合适的固定方式，确保材料不会发生脱落及位移。

七、思考题

（1）在研究骨科材料的骨缺损修复效果时，材料的哪些性质会影响动物模型的选择？

（2）股骨缺损与颅骨缺损所选的这两种动物模型的特点分别有哪些？

实验三十四　骨缺损动物模型的构建及评价——软骨缺损

一、背景介绍

软骨损伤多见于膝关节、踝关节等部位，为模拟人关节软骨损伤的病理特征，通常选择在膝关节的负重软骨面建立软骨缺损动物模型。猴的关节结构与人相近，是理想的实验动物，但因饲养条件及造模成本较高而难以广泛应用。兔的软骨缺损模型因其体型、膝关节大小适中，相较于鼠模型被更多地应用于软骨损伤的实验研究中。

二、实验目的

（1）了解软骨缺损的背景知识。
（2）掌握软骨缺损动物模型的构建方法。
（3）学会评估聚乳酸支架（见实验十四）对软骨缺损的修复效果。

三、实验材料与器材

1. 实验动物

5~7月龄新西兰大白兔（体重2.5~3 kg，雌雄不限）。

2. 实验材料

主要实验材料如表9-5所示。

表9-5　主要实验材料一览表

实验材料	生产厂家	规格/级别
戊巴比妥钠	北京普博斯生物科技有限公司	5 g/瓶
异氟烷	青岛欧博方医药科技有限公司	100 mL/瓶
75% 乙醇	茂名市消毒用品厂有限公司	500 mL/瓶
碘伏消毒液	茂名市消毒用品厂有限公司	500 mL/瓶

（续上表）

实验材料	生产厂家	规格/级别
青霉素钠	陕西骊祥动物药业有限公司	1.6×10^6 U/支
无菌生理盐水	四川科伦药业股份有限公司	500 mL/瓶
3D 打印聚乳酸支架	实验室自制（实验十四）	—

3. 实验器材

主要实验器材如表 9-6 所示。

表 9-6　主要实验器材一览表

实验器材	生产厂家	型号
手术尖刀片	上海浦东金环医疗用品股份有限公司	11#
手术刀柄	山东新华医疗器械股份有限公司	ZB079RN
眼科剪	山东新华医疗器械股份有限公司	ZC056R
镊子	山东新华医疗器械股份有限公司	ZD557R
可吸收缝合线	上海浦东金环医疗用品股份有限公司	3-0
注射器	广州科荣生物有限公司	1 mL 或 5 mL
无菌手套	北京瑞京乳胶制品有限公司	S/M/L
手术铺巾	山东新华医疗器械股份有限公司	2 cm×3 cm
角针	上海浦东金环医疗用品股份有限公司	1/2　8×20
小圆针	上海浦东金环医疗用品股份有限公司	1/2　7×17
手术电钻	DREMEL	8050
环形、球形钻头	DREMEL	2~5 mm

四、实验方法与步骤

1. 术前准备

实验前所有动物都需在 SPF 级别的实验动物房正常饲养一周以上，以适应环境。所有手术器械经高温高压消毒灭菌，并冷却至室温（20 ℃ ~ 25 ℃）后备用。用大量

75%乙醇消毒手术台/表面。

2. 手术实施

（1）手术前实验动物禁食禁水 12 h。

（2）采用耳缘静脉注射戊巴比妥钠（50 mg/kg）对兔子进行全身麻醉。

（3）用电动剃刀将兔子后肢膝关节的毛发剃光，并用酒精棉签去除毛发屑。

（4）将试验兔（俯卧位）放置于铺好手术铺巾的操作台上，术区及周围区域涂覆碘伏。

（5）手术切口定位于兔子膝关节内侧，钝性分离结缔组织并暴露胫骨平台，伸直后肢膝关节并从侧面推动髌骨，再弯曲后肢膝关节，充分暴露股骨下端后用无菌生理盐水冲洗。

（6）在膝关节股骨滑车的软骨面上用手术电钻配合球形钻头构建出直径为 5 mm、深度为 4 mm 的圆柱形软骨全层缺损（见图 9-3）。此过程中，以大约每 2 秒 1 滴的速度用无菌生理盐水持续冲洗钻头及软骨面。缓慢地冲洗钻孔区域对于防止热损伤至关重要，因为过高的热量会损伤缺损边缘的组织，进而干扰实验结果。

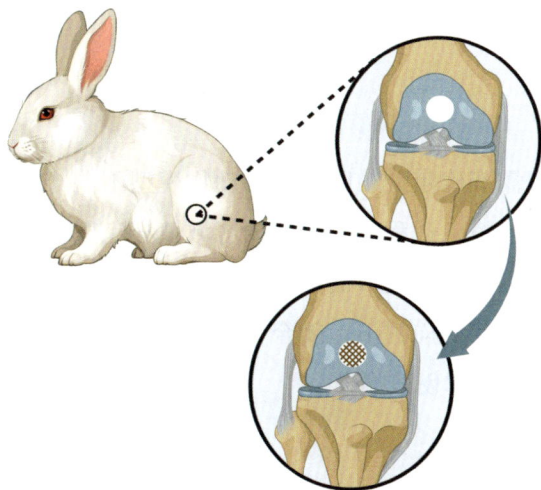

图 9-3　兔软骨缺损模型及修复材料植入

（7）缺损构建完毕后伸直后肢膝关节，并将髌骨复位。用无菌生理盐水冲洗掉破碎的骨屑，将聚乳酸支架植入缺损处（见图 9-3）。

（8）使用 3-0 缝合线逐层缝合肌肉及皮肤。闭合手术切口后，用碘伏或乙醇消毒，再向兔子肌肉注射 0.2 mL 含 40 万单位青霉素钠的生理盐水。

（9）将兔子放置于温暖干燥处，其完全清醒 2 h 后才可自由进水，术后 1 天才可自由进食。

3. 术后护理

术后三天，每天以 40 万单位/只的剂量向兔子肌肉注射青霉素钠，同时观察兔子的术后饮食、排便、精神状态和活动情况。特别要注意创口的愈合和感染情况。如发生开线或感染，则应及时予以缝合或清创。我们可通过 X 射线扫描确认缺损位置，判断造模是否成功。

五、修复效果评估

（1）用异氟烷麻醉处死实验动物后收取关节软骨缺损部位的样本，先进行大体观察，再结合 X 射线、Micro – CT、MRI 等影像学检查，对材料的降解程度以及骨结构进行评估，通过软骨厚度、软骨体积等组织形态学的量化指标进一步分析软骨组织的再生修复情况。

（2）可对样本进行 HE 染色、Masson 染色、番红 O – 固绿染色等组织学检查，于显微镜下观察软骨缺损区域的修复情况，再结合免疫组化染色、组织学评分等结果进行综合评估。

六、注意事项

（1）手术造模过程需准确定位，降低同种动物模型不同个体之间缺损的位置误差。

（2）生物修复材料的植入过程需保证缺损区域填充完整，材料附着牢固、无位移。

（3）造模过程中，尽量保持关节面的湿润，材料填充过程应避免气泡产生。

（4）在不影响关节活动的前提下，闭合关节囊过程中需仔细缝合并固定肌肉组织，避免实验动物因运动导致手术创口崩开。

七、思考题

根据缺损的深度，软骨缺损可分为哪几种类型？

实验三十五　细菌感染创面模型的构建及评价

一、背景介绍

细菌感染创面模型的构建是研究皮肤感染机制及治疗策略的重要实验方法之一。皮肤作为人体最大的器官，暴露于外界环境中，容易受到各种病原体的侵袭，特别是细菌感染。通过建立大鼠皮肤细菌感染创面模型，可以模拟人类皮肤细菌感染的病理过程，为研究感染的发生、发展及治疗提供实验依据。耐甲氧西林金黄色葡萄球菌（MRSA）是临床上常见的耐药菌，它们可引起严重的皮肤感染和其他并发症，因此，选择这种细菌作为感染源，可以更好地研究耐药菌感染创面的潜在治疗方法。

二、实验目的

（1）掌握建立大鼠皮肤细菌感染创面模型的方法与步骤，模拟人类皮肤创面感染的病理过程。

（2）学会评估纳米氧化锌/明胶海绵材料（制备方法参考实验八）对感染创面的治疗效果，探讨其在临床应用中的潜力。

三、实验材料与器材

1. 实验动物

6～8 周龄 SD 大鼠（体重 260～300 g，雄性）。

2. 实验材料

主要实验材料如表 9－7 所示。

表9-7　主要实验材料一览表

实验材料	生产厂家	规格/级别
戊巴比妥钠	北京普博斯生物科技有限公司	5 g/瓶
75% 乙醇	茂名市消毒用品厂有限公司	500 mL/瓶
碘伏消毒液	茂名市消毒用品厂有限公司	500 mL/瓶
无菌生理盐水	四川科伦药业股份有限公司	500 mL/瓶
纳米氧化锌	上海麦克林生化科技股份有限公司	AR
明胶	上海阿拉丁生化科技股份有限公司	药用级
甲醛	上海麦克林生化科技股份有限公司	AR
耐甲氧西林金黄色葡萄球菌（MRSA）	—	ATCC43300

3. 实验器材

主要实验器材如表9-8所示。

表9-8　主要实验器材一览表

实验器材	生产厂家	型号
眼科剪	山东新华医疗器械股份有限公司	ZC056R
镊子	山东新华医疗器械股份有限公司	ZD557R
注射器	广州科荣生物有限公司	1 mL 或 5 mL
无菌手套	北京瑞京乳胶制品有限公司	S/M/L
医用纱布	海氏海诺集团有限公司	5 cm×7 cm 5 片/袋
医用胶布	海氏海诺集团有限公司	1.25 cm×900 cm/卷
医用脱脂棉球	可孚医疗科技股份有限公司	50 g/袋
医用留置针贴	海氏海诺集团有限公司	6 cm×7 cm
手术铺巾	山东新华医疗器械股份有限公司	60 cm×40 cm
冷冻干燥机	宁波市双嘉仪器有限公司	SJIA-10N-50A
数显恒温磁力搅拌器	常州越新仪器制造有限公司	85-2

四、实验方法与步骤

1. 纳米氧化锌/明胶海绵的制备

材料制备方法参考实验八，明胶溶液中加入终浓度为 0.3%、0.4%、0.5%、0.6% 的纳米氧化锌，其他处理方式完全相同，得到纳米氧化锌/明胶海绵材料。

2. 术前准备

提前准备好 MRSA 悬液（$10^7 \sim 10^8$ CFU/mL），实验前所有动物都需在 SPF 级实验动物房正常饲养一周以上，以适应环境。所有手术器械经高温高压消毒灭菌，并冷却至室温（20 ℃~25 ℃）后备用。用大量 75% 乙醇消毒手术台/表面。

3. 手术实施

（1）用 3% 戊巴比妥钠按 10 mL/kg 的剂量腹腔注射麻醉大鼠，剃除大鼠背部毛发，用脱毛膏将大鼠背部剩余毛发及发根彻底清除。

（2）在大鼠脊柱线两侧分别剪取直径为 1.5 cm 的全层皮肤缺损创面。

（3）在感染组创面涂覆 MRSA（$10^7 \sim 10^8$ CFU/mL，100 μL），建立大鼠皮肤细菌感染创面模型。

（4）采用纳米氧化锌/明胶海绵处理大鼠创面，对照组仅用纱布覆盖并用胶布加以固定（见图 9-4）。

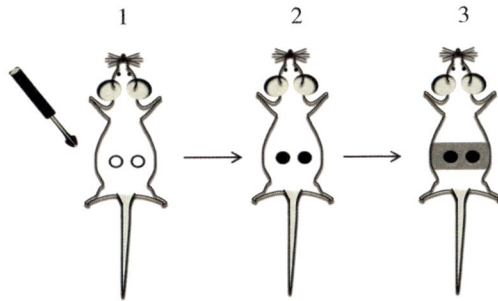

1. 建立大鼠全层皮肤缺损模型；2. 在创面涂覆 100 μL 的 MRSA（$10^7 \sim 10^8$ CFU/mL）；3. 用纳米氧化锌/明胶海绵覆盖创面，并用医用纱布和胶布包扎固定

图 9-4 大鼠皮肤细菌感染创面模型构建及纳米氧化锌/明胶海绵敷料处理示意图

4. 术后护理

（1）术后将大鼠独立饲养，并在造模当天及后续每隔 1 天拍照记录创面大小、炎

症、感染等信息，用生物图像分析软件（如 Image Pro Plus、Image J 等）分析各时间点的创面面积变化，计算各组创面闭合率，创面闭合率计算公式如下：

$$创面闭合率 = \frac{治疗前创面面积 - 治疗后创面面积}{治疗前创面面积} \times 100\% \qquad (9-1)$$

（2）在第 4、8 和 12 天，处死各组实验大鼠，收集创面皮肤样本，利用组织病理学分析评估敷料对创面修复的作用。

五、实验结果与讨论

（1）观察感染创面是否出现明显的炎症反应，如红肿、热感和脓液生成，以评估模型的成功建立。

（2）记录和分析各组大鼠创面愈合的进程，包括创面面积的变化、创面闭合率以及炎症和感染的程度。

（3）结合组织病理学分析结果，对比分析各组创面愈合情况，评估纳米氧化锌/明胶海绵对创面修复的效果。

六、注意事项

（1）操作过程应严格遵循无菌操作规程，以避免实验过程中发生交叉污染。

（2）大鼠麻醉剂量应准确计算，避免过量或不足，影响实验结果。

（3）术后应密切观察大鼠行为和创面情况，及时处理可能出现的意外情况。

（4）在处理感染细菌时，应佩戴防护用具，避免实验人员受到感染。

七、思考题

（1）如何确保细菌感染创面模型具有良好的重复性和可靠性？

（2）在后续研究中，如何利用该模型评估不同抗菌材料的疗效和安全性？

实验三十六　动物止血模型的构建及材料止血性能评估

一、背景介绍

动物止血模型是用于评估止血材料有效性的重要实验工具。该模型模拟了临床上的出血情况，以测试不同止血产品在实际应用中的疗效。实验中常用的动物模型包括小鼠、大鼠等，主要用于评估各种止血敷料和药物的止血效果。SD 大鼠由于其生理特性稳定、适应性强，是常用的实验动物之一。人们通过创建标准化的动物止血模型，能够有效地比较不同止血材料的性能，从而为临床止血产品的开发和改进提供科学依据。

二、实验目的

（1）掌握建立标准化的动物止血模型，以测试不同止血材料的效果。

（2）学会评估自制止血材料在动物模型中的止血性能，并与对照组进行比较，分析其止血效果和安全性。

三、实验材料与器材

1. 实验动物

8 周龄 SD 大鼠（体重 290～330 g，雄性）。

2. 实验材料

主要实验材料如表 9－9 所示。

表 9－9　主要实验材料一览表

实验材料	生产厂家	规格/级别
戊巴比妥钠	北京普博斯生物科技有限公司	5 g/瓶
75% 乙醇	茂名市消毒用品厂有限公司	500 mL/瓶
碘伏消毒液	茂名市消毒用品厂有限公司	500 mL/瓶
壳聚糖微球	实验室自制（实验七）	—

3. 实验器材

主要实验器材如表 9 – 10 所示。

表 9 – 10　主要实验器材一览表

实验器材	生产厂家	型号
组织剪	山东新华医疗器械股份有限公司	ZC554R
镊子	山东新华医疗器械股份有限公司	ZD557R
注射器	广州科荣生物有限公司	1 mL 或 5 mL
无菌手套	北京瑞京乳胶制品有限公司	S/M/L
医用纱布	海氏海诺集团有限公司	5 cm×7 cm 5 片/袋
医用脱脂棉球	可孚医疗科技股份有限公司	50 g/袋
手术铺巾	山东新华医疗器械股份有限公司	60 cm×40 cm

四、实验方法与步骤

（1）将实验大鼠随机分为对照组和止血材料组。

（2）用 75% 乙醇擦拭消毒大鼠右下腹毛皮，腹腔注射 3% 戊巴比妥钠（使用剂量为 10 mL/kg）以麻醉大鼠。

（3）待大鼠角膜反射消失后，剃除腹部术区毛发，用碘伏消毒后再用酒精脱碘处理。

（4）用组织剪剪开大鼠腹部剑突位置的皮肤，用镊子夹持上皮层，然后逐层剪开肌肉、筋膜，打开腹腔，用纱布轻轻将血液擦除，将肝脏移出腹腔使之充分暴露。

（5）在肝脏下方铺上医用纱布和预先称重的定量滤纸，然后用组织剪制造一个肝脏缺口，立即使用壳聚糖微球（见实验七）为肝脏缺口部位止血，对照组为未处理组。

（6）分别在 10 s、30 s、1 min、2 min、3 min 拍照观察肝脏缺口的出血情况，记录各组出血时间并称量出血量。

（7）完成实验后，对所有动物实施安乐死并安全处理。

五、实验结果与讨论

（1）记录和分析各组出血时间及出血量数据。比较各组止血材料与对照组的出血时间和出血量，评估止血材料的效果。

（2）讨论止血材料的有效性，包括其对出血的控制能力、使用的便捷性和对组织的影响。

六、注意事项

（1）麻醉过程需严格控制剂量，严格规范操作，以避免对实验结果造成影响。

（2）手术操作中，需保持手术区域的无菌环境，减少感染风险。

（3）在实验过程中需小心处理动物，避免对其造成额外的生理压力或伤害。

（4）所有实验动物在实验结束后需按规定进行安乐死，并妥善处理，以遵循伦理要求。

七、思考题

（1）在不同的动物模型中，止血材料的效果是否会有所不同？如果有，为什么？

（2）如何优化实验设计以提高止血材料测试的可靠性和准确性？

实验三十七　口腔溃疡动物模型的构建及评价

一、背景介绍

口腔溃疡通常是由黏膜损伤（机械穿刺伤）、物理或化学刺激以及自身免疫病引起的，也是癌症患者放疗或化疗常见的并发症之一。当口腔溃疡得不到及时或充分治疗时，溃疡内的上皮组织会脱落形成凹陷，甚至发生坏死，使患者难以咀嚼、吞咽、说话，甚至消化，严重影响患者的生活质量。此外，由于口腔黏膜失去了固有的保护功能，口腔伤口易受细菌感染，这会进一步降低口腔溃疡的愈合效率。因此，促进口腔溃疡愈合对维护口腔健康至关重要。由于口腔环境的复杂性，大多数用于治疗口腔溃疡的药膏和口腔贴剂在短时间内会被唾液稀释或冲洗掉，而理想的口腔黏膜敷料应具有良好的生物相容性和优异的机械性能，以及稳定的黏合性和温和的剥离性。因此，建立规范和稳定的口腔溃疡动物模型，用以探究口腔溃疡发病机理以及评价口腔黏膜修复材料疗效至关重要。在口腔溃疡动物模型构建中，化学灼烧诱导法操作简便易行，造模成功率高，适应大规模动物实验，可作为口腔黏膜修复材料疗效评估的首选造模方式。

二、实验目的

（1）掌握乙酸溶液诱导口腔溃疡动物模型的构建方法。

（2）学会评估水凝胶敷料（见实验十）对口腔溃疡的治疗效果。

三、实验材料与器材

1. 实验动物

6～8 周龄 SPF 级 SD 大鼠（体重 260～300 g，雄性）。

2. 实验材料

主要实验材料如表 9－11 所示。

表 9－11　主要实验材料一览表

实验材料	生产厂家	规格/级别
阿佛丁	南京爱贝生物科技有限公司	10 mL/瓶
异氟烷	青岛欧博方医药科技有限公司	100 mL/瓶
75% 乙醇	茂名市消毒用品厂有限公司	500 mL/瓶
70% 乙酸	上海麦克林生化科技股份有限公司	500 mL/瓶
无菌生理盐水	四川科伦药业股份有限公司	500 mL/瓶
水凝胶敷料	实验室自制（实验十）	—

3. 实验器材

主要实验器材如表 9－12 所示。

表 9－12　主要实验器材一览表

实验器材	生产厂家	型号
玻璃棒	四川蜀玻集团有限责任公司	直径 5 mm
注射器	广州科荣生物有限公司	1 mL 或 5 mL
无菌手套	北京瑞京乳胶制品有限公司	S 或 M

四、实验方法与步骤

1. 术前准备

实验前所有动物在 SPF 级别的实验动物房正常饲养一周以上，以适应环境。所有手术器械经高温高压消毒灭菌，并冷却至室温（20 ℃ ~ 25 ℃）后备用。用大量75%乙醇消毒手术台/表面。

2. 操作步骤

（1）造模前实验动物禁食禁水 12 h。

（2）采用腹腔注射阿佛丁（300 mg/kg）对大鼠进行全身麻醉。

（3）将直径为 5 mm 的玻璃棒浸泡在 70% 乙酸溶液中 3 min，并置于大鼠下颚牙龈位置 60 s 以诱导口腔溃疡（见图 9 - 5）。

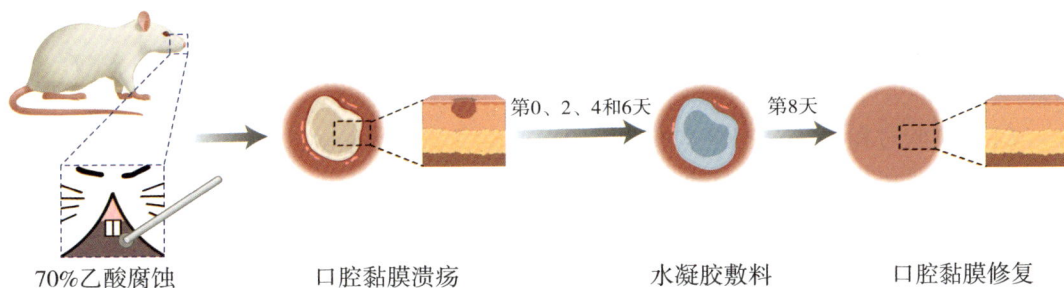

图 9 - 5 70%乙酸溶液诱导口腔溃疡动物模型的构建

（4）口腔溃疡形成后（创面形成中央凹陷的溃疡，边缘隆起并覆以黄白色伪膜，周围绕有红晕），将水凝胶敷料（见实验十）贴于溃疡处。术后（0 d、2 d、4 d、6 d）拍照记录水凝胶敷料在黏膜溃疡处的黏附情况及溃疡创面大小。使用生物图像分析软件（如 Image Pro Plus、Image J 等）分析各时间点的伤口面积变化。伤口愈合率（R_n）用下列公式计算：

$$R_n = \frac{S_0 - S_n}{S_0} \times 100\% \tag{9-2}$$

式中，S_n 是第 n 天伤口面积；S_0 是初始伤口面积。

（5）治疗后第 8 天处死大鼠，收集溃疡周围的颊黏膜进行组织学分析。

3. 术后观察

术后每天对大鼠的体重减轻率、进食量变化以及动物行为进行仔细观察。在实验结束时，用异氟烷麻醉处死实验动物后进行口腔黏膜组织的采集。

五、修复效果评价

（1）记录和分析对照组和治疗组溃疡的严重程度和愈合情况，包括创面面积的变化、伤口愈合率，以评估水凝胶敷料对口腔溃疡的治疗效果。

（2）病理切片：① HE 染色观察口腔黏膜是否出现上皮破溃、脱落，有无局限性坏死和水肿变性，表面有无被覆纤维素性渗出物；结缔组织内是否含有大量淋巴细胞、浆细胞等炎性细胞浸润；毛细血管是否扩张，内皮细胞是否肿胀。② 免疫组化分析：CK5 和 CK13 用于评估上皮细胞的再生，CD206 和 CD86 用于评估炎症反应情况。

六、注意事项

（1）实验过程中注意乙酸溶液的使用，避免试剂直接接触人体或腐蚀其他物品。

（2）造模后应密切观察大鼠的进食行为和口腔溃疡情况，及时处理可能出现的意外情况。

（3）水凝胶敷料使用过程中需保证溃疡区域填充完整，水凝胶敷料附着牢固、无位移。

七、思考题

在构建口腔溃疡动物模型时，你认为哪些因素可能会影响模型的可靠性？

实验三十八　溃疡性结肠炎动物模型的构建及评价

一、背景介绍

溃疡性结肠炎（Ulcerative Colitis，UC）是一种终生慢性炎症性肠病，可累及结肠的各个方面，从直肠黏膜炎症开始，以连续的方式向近端延伸。UC 发病机制不明，疾病进展难以控制且其肠道炎症驱动因素复杂，目前临床上尚无有效的治愈方法，往往需要长期、规范地服药，以缓解和降低复发率。现今，UC 治疗药物一般通过抑制过度活跃的免疫反应来延缓疾病进展，但不可避免地会引起脱靶副作用，如感染和癌症等。因此，研究者通过建立规范的动物实验模型深入研究 UC 的发病机制和开发新型的靶向药物，这对于 UC 治疗至关重要。

葡聚糖硫酸钠（DSS）是一种水溶性的硫酸化多糖，携带高密度负电荷，对结肠上皮有毒性并可诱发侵蚀，最终损害屏障完整性，导致结肠上皮通透性增加，而且其抗凝血特性会加重肠道出血。本实验选择 DSS 作为诱导溃疡性结肠炎动物模型的化学药物，以便于更好地研究其发病机制和潜在的治疗方法。

二、实验目的

（1）了解 DSS 诱导溃疡性结肠炎的背景知识。

（2）掌握 DSS 诱导溃疡性结肠炎动物模型的构建方法。

（3）学会评估新型靶向药物对溃疡性结肠炎的治疗效果。

三、实验材料与器材

1. 实验动物

6~8 周龄 SPF 级 SD 大鼠（体重 260~300 g，雄性）。

2. 实验材料

主要实验材料如表 9-13 所示。

表 9 – 13   主要实验材料一览表

实验材料	生产厂家	规格/级别
阿佛丁	南京爱贝生物科技有限公司	10 mL/瓶
异氟烷	青岛欧博方医药科技有限公司	100 mL/瓶
75% 乙醇	茂名市消毒用品厂有限公司	500 mL/瓶
葡聚糖硫酸钠	Sigma – Aldrich	50 g/瓶
无菌生理盐水	四川科伦药业股份有限公司	500 mL/瓶
姜黄素脂质体分散液	实验室自制（实验一）	—

3. 实验器材

主要实验器材如表 9 – 14 所示。

表 9 – 14   主要实验器材一览表

实验器材	生产厂家	型号
灌胃针	山东新华医疗器械股份有限公司	16 号
注射器	广州科荣生物有限公司	1 mL 或 5 mL
无菌手套	北京瑞京乳胶制品有限公司	S 或 M

四、实验方法与步骤

1. 术前准备

实验前所有动物都需在 SPF 级别的实验动物房正常饲养一周以上，以适应环境。所有手术器械经高温高压消毒灭菌，并冷却至室温（20 ℃ ~ 25 ℃）后备用。用大量 75% 乙醇消毒手术台/表面。

2. 操作步骤

（1）造模前大鼠禁食禁水 12 h。

（2）采用腹腔注射阿佛丁（300 mg/kg）对大鼠进行全身麻醉。

（3）用生理盐水将 DSS 稀释至体积分数为 5%，用于溃疡性结肠炎动物模型的构建。

（4）将灌胃针头由大鼠右侧口角，顺着上颚后壁插入咽部，轻轻移动灌胃针头前端，沿着平行于动物的纵轴将灌胃针头插入食管，稳定推动针芯，慢慢注入 5% DSS 溶液，连续灌胃 7 天（见图 9-6）。

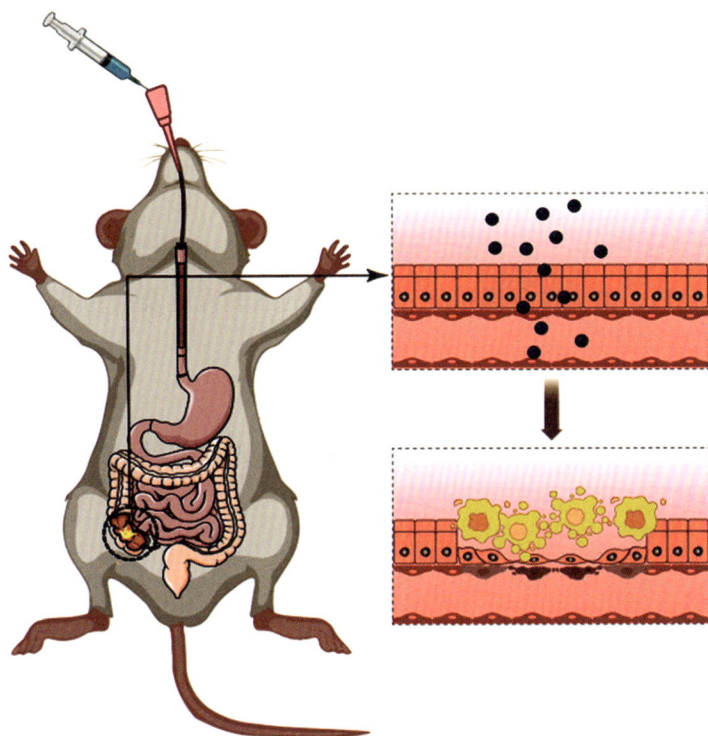

图 9-6　DSS 灌胃诱导大鼠溃疡性结肠炎模型

（5）造模成功后对大鼠进行口服姜黄素脂质体分散液（见实验一）治疗。

3. 术后观察

术后每天对大鼠的体重减轻率、粪便稠度变化以及动物行为进行仔细观察。在实验结束时，用异氟烷麻醉处死实验动物后进行组织采集、血浆采集。

五、治疗效果评价

（1）按照 Cooper 评分系统，根据大鼠质量、大便性状、便血情况评定大鼠结肠组织疾病活动指数（Disease Activity Index，DAI），通过评分以评估姜黄素脂质体对溃疡性结肠炎的治疗效果。

（2）病理切片：通过 HE 染色观察结肠结构破坏、炎性细胞浸润等情况，并通过组织病理学评分对大鼠结肠组织隐窝损伤程度和损伤范围进行综合评估。

（3）检测大鼠血清中 IL-6、IL-4、IL-8 及 IFN-γ 的表达水平。

六、注意事项

（1）灌胃操作时，尽量保持实验动物头部和颈部成一直线，以便灌胃针头进入。

（2）灌胃操作时动作应轻柔，从口角进入，防止损伤食道。

七、思考题

（1）除了观察大鼠的日常习性及大便性状以外，炎症的监测指标还有哪些？

（2）HE 染色后，如何在显微镜下辨别结肠的病变程度及损伤范围？

实验三十九   牙周炎动物模型的构建及评价

一、背景介绍

牙周病是发生在牙周组织（牙龈、牙周膜、牙槽骨和牙骨质）的各种疾病，总患病率为 11.2%，有 7.34 亿人受到感染，其中累及四种牙周支持组织的炎症性、破坏性疾病，被称为牙周炎，也是成人牙齿丧失的首位原因。研究资料表明，重度牙周炎是全球第六多发的慢性非传染性疾病。

实验动物模型使牙周炎发病机制的研究成为可能，并成为疾病治疗方法的检测手段之一。该模型旨在体内模拟牙周炎环境，人为对各种实验动物如小鼠、大鼠、犬和猪等的牙周组织施加干预措施，使其局部形成牙周炎，模拟人体内的牙周炎状态。以动物模型研究牙周炎的发病机制及治疗策略，日益成为一项主流方案和必要的过程。该模型还可作为牙周组织引导再生膜材料疗效评估的首选造模方式。

通过结扎线法诱导动物牙周组织破坏来构建牙周炎动物模型的技术已相当成熟，在牙周炎的各项研究中均得到广泛使用。常用的实验动物是大鼠和小鼠，结扎材料有尼龙线、细丝线、棉线、橡皮圈和正畸用钢丝等，一般结扎在实验动物的牙颈部或龈沟内，主要通过结扎部位牙石和菌斑的堆积以刺激引发牙周组织炎症，从而实现牙周炎动物模型的建立。

二、实验目的

（1）了解牙周炎动物模型的背景知识。

（2）掌握牙周炎动物模型结扎线法的构建方法。

（3）评估牙周组织引导再生膜对牙周组织缺损的治疗效果。

三、实验材料与器材

1. 实验动物

6~8 周龄 SD 大鼠（体重 260~300 g，雌雄不限）。

2. 实验材料

主要实验材料如表 9-15 所示。

表 9-15　主要实验材料一览表

实验材料	生产厂家	规格/级别
戊巴比妥钠	北京普博斯生物科技有限公司	5 g/瓶
75% 乙醇	—	—
碘伏消毒液	—	—
无菌生理盐水	—	—
HE 染色试剂盒	北京索莱宝科技有限公司	—
Masson 染色试剂盒	北京索莱宝科技有限公司	—
番红 O - 固绿染液	北京欣盛百泰科技有限公司	—
牙周组织引导再生膜	实验室自制（实验十五）	—

3. 实验器材

主要实验器材如表 9-16 所示。

表 9 - 16　主要实验器材一览表

实验器材	生产厂家	型号
探针	原阳县振华教学仪器有限公司	15.5 cm
眼科剪	广州翔博生物科技有限公司	10 cm
实验手术镊子	广州瑟烨生物科技有限公司	11 cm
可吸收缝合线	广州瑟烨生物科技有限公司	2 - 0
可吸收缝合线	广州瑟烨生物科技有限公司	8 - 0
无菌手套	北京瑞京乳胶制品有限公司	S 或 M
手术铺巾	北京博奥泽科技有限公司	—
持针器	特科锶（广州）科技服务有限公司	12.5 cm
注射器	广州科荣生物有限公司	1 mL 或 5 mL
口镜	山东新华医疗器械股份有限公司	ZR1520R

四、实验方法与步骤

1. 术前准备

实验前所有动物都需在 SPF 级别的实验动物房正常饲养一周以上，以适应环境。所有手术器械经高温高压消毒灭菌，并冷却至室温（20 ℃ ~ 25 ℃）后备用。用大量75% 乙醇消毒手术台/表面。

2. 手术实施

（1）手术前大鼠禁食禁水 12 h。

（2）采用 0.1% 戊巴比妥钠溶液按 40 mg/kg 剂量进行腹腔注射麻醉。

（3）将大鼠（仰卧位）放置于铺好手术铺巾的操作台上，用拉钩暴露上颌第一磨牙。大鼠头部后仰，用曲别针拉住上下门齿使上下颌骨张开（头部固定、舌拉出，使上颌磨牙充分暴露在视野内）。

（4）使用口腔探针短暂分离右上颌第二磨牙与第一磨牙间的牙间隙，先使用持针器将 2 - 0 缝合线迅速压入第一磨牙和第二磨牙牙间隙内，拉动缝合线确保两端都已经充分压入触点以下的牙间隙，环绕第一磨牙一周后，再将绳结打于第一磨牙腭侧（正反两次结）。

（5）将大鼠放置于温暖干燥处，其完全清醒 2 h 后才可自由进水，术后 1 天才可自由进食。

（6）对诱导了牙周炎的大鼠进行麻醉。在上颌第二磨牙腭侧，从两侧牙颈部龈沟处用显微镊的尖头进行腭侧牙龈翻瓣处理，随后翻开黏骨膜瓣，将牙周组织引导再生膜（见实验十五）放入上颌第二磨牙腭侧，用 8 - 0 缝合线将腭侧牙龈悬吊缝合于牙上固定，一周后拆除缝线。

（7）术后定时喂养大鼠，观察大鼠进食和运动情况。在术后 4 周和 8 周处死大鼠，收集样本。

3. 术后护理

定期检查大鼠口腔状况，检查结扎线是否脱落，如有脱落，需及时重新拴线。同时观察大鼠的术后饮食、排便、精神状态和活动情况。

五、修复效果评估

（1）用异氟烷麻醉处死实验动物后收取牙周部位的样本，先进行大体观察，再结合 Micro - CT 对材料的降解程度以及牙周结构进行评估，通过牙周组织形态学的指标进一步分析组织的修复情况。

（2）可对样本进行 HE 染色、Masson 染色、番红 O - 固绿染色等组织学检查，于显微镜下观察牙周缺损区域的修复情况，再结合免疫组化染色、组织学评分等结果进行综合评估。

六、注意事项

（1）该模型构建方法适用于多种实验动物，不仅限于大鼠。C57BL/6 小鼠由于自身解剖因素影响，其磨牙相对大鼠要小，因此在手术过程中要选择合适的结扎线及手术方法。

（2）其他实验动物包括小型猪、犬等体型较大的动物，应相应地选择粗的结扎线进行结扎。结扎线根据实验动物磨牙大小及手术难易程度灵活选择，包括不同粗细的正畸用钢丝、橡皮圈和尼龙线等。

（3）采用结扎线法建立牙周炎动物模型时，有可能对牙周组织造成机械损伤，导致牙周组织受到破坏。这与菌斑滞留、细菌感染引起的牙周炎症所致的牙周组织破坏尚有不完全相同的机制，需要根据不同的实验目的进行考虑。

七、思考题

本实验构建的是急性损伤牙周炎动物模型，临床上牙周炎是一个慢性的过程，如何才能更有效地构建临床牙周炎模型？

参考文献

［1］DIMITRIOU R, JONES E, MCGONAGLE D, et al. Bone regeneration：current concepts and future directions ［J］. BMC medicine, 2011, 9 （1）：1 – 10.

［2］KRISHNAN Y, GRODZINSKY A J. Cartilage diseases ［J］. Matrix biology, 2018, 71 – 72：51 – 69.

［3］LIN W F, KLEIN J. Recent progress in cartilage lubrication ［J］. Advanced materials, 2021, 33：1 – 23.

［4］AHMAD N, ANSARI M Y, HAQQI T M. Role of iNOS in osteoarthritis：pathological and therapeutic aspects ［J］. Journal of cellular physiology, 2020, 235 （10）：6366 – 6376.

［5］SPICER P P, KRETLOW J D, YOUNG S, et al. Evaluation of bone regeneration using the rat critical size calvarial defect ［J］. Nature protocols, 2012, 7 （10）：1918 – 1929.

［6］QIN C, ZHANG H J, CHEN L, et al. Cell-laden scaffolds for vascular-innervated bone regeneration ［J］. Advanced healthcare materials, 2023, 12 （13）：1 – 13.

［7］周世博, 关健斌, 俞兴, 等. 股骨骨缺损动物模型制备现状及特点 ［J］. 中国组织工程研究, 2024, 28 （4）：633 – 638.

［8］JIA B, YANG H T, ZHANG Z C, et al. Biodegradable Zn – Sr alloy for bone regeneration in rat femoral condyle defect model：In vitro and in vivo studies ［J］. Bioactive materials, 2021, 6 （6）：1588 – 1604.

［9］MCGOVERN J A, GRIFFIN M, HUTMACHER D W. Animal models for bone tissue engineering and modelling disease ［J］. Disease models & mechanisms, 2018, 11 （4）：1 – 14.

［10］CHEN P F, ZHENG L, WANG Y Y, et al. Desktop-stereolithography 3D printing of a radially oriented extracellular matrix/mesenchymal stem cell exosome bioink for osteochondral defect regeneration ［J］. Theranostics, 2019, 9 （9）：2439 – 2459.

［11］OUYANG J, BU Q Y, TAO N, et al. A facile and general method for synthesis of antibiotic-free protein-based hydrogel：wound dressing for the eradication of drug-resistant bacteria and biofilms ［J］. Bioactive materials, 2022, 18：446 – 458.

［12］方泽鸿，杨志坚，曾宪鹏，等.大鼠皮肤伤口感染模型的建立［J］.武汉大学学报（医学版），2018，39（3）：412-416.

［13］LI B R，LI H F，CHEN H J，et al. Microgel assembly powder improves acute hemostasis，antibacterial，and wound healing via in situ co-assembly of erythrocyte and microgel［J］. Advanced functional materials，2023，33（36）：1-14.

［14］YANG W，KANG X Y，GAO X，et al. Biomimetic natural biopolymer-based wet-tissue adhesive for tough adhesion，seamless sealed，emergency/nonpressing hemostasis，and promoted wound healing［J］. Advanced functional materials，2023，33（6）：1-16.

［15］ZENG X，JIN X，ZHONG L，et al. Difficult and complicated oral ulceration：an expert consensus guideline for diagnosis［J］. International journal of oral science，2022，14（1）：1-5.

［16］LIU H S，LIU C，SHAO D C，et al. A tough janus hydrogel patch with strong wet adhesion and self-debonding for oral ulcer treatment［J］. Chemistry of materials，2024，36（10）：4976-4989.

［17］CUI C Y，MEI L，WANG D Y，et al. A self-stabilized and water-responsive deliverable coenzyme-based polymer binary elastomer adhesive patch for treating oral ulcer［J］. Nature communications，2023，14（1）：1-19

［18］ZHENG W P，HAO Y P，WANG D Y，et al. Preparation of triamcinolone acetonide-loaded chitosan/fucoidan hydrogel and its potential application as an oral mucosa patch［J］. Carbohydrate polymers，2021，272：1-11

［19］ORDÁS I，ECKMANN L，TALAMINI M，et al. Ulcerative colitis［J］. Lancet，2012，380：1606-1619.

［20］EISENSTEIN M. Ulcerative colitis：towards remission［J］. Nature，2018，563：S33.

［21］CARVALHO P B，COTTER J. Mucosal healing in ulcerative colitis：a comprehensive review［J］. Drugs，2017，77（2）：159-173.

［22］BILSBOROUGH J，FIORINO M F，HENKLE B W. Select animal models of colitis and their value in predicting clinical efficacy of biological therapies in ulcerative colitis［J］. Expert opinion on drug discovery，2020，16（5）：567-577.

［23］ZHU L，GU P Q，SHEN H. Protective effects of berberine hydrochloride on DSS-induced ulcerative colitis in rats［J］. International immunopharmacology，2019，68：242-251.

［24］石伟建.壳聚糖/明胶基复合材料构建与性质研究［D］.广州：华南理工大学，2015.

［25］ STRUILLOU X, BOUTIGNY H, SOUEIDAN A, et al. Experimental animal models in periodontology: a review ［J］. The open dentistry journal, 2010, 4: 37 – 47.

［26］ XU X Y, LI X, WANG J, et al. Concise review: periodontal tissue regeneration using stem cells: strategies and translational considerations ［J］. Stem cells translational medicine. 2019, 8 (4): 392 – 403.

［27］ KANTARCI A, HASTURK H, VAN DYKE T E. Animal models for periodontal regeneration and peri-implant responses ［J］. Periodontology 2000, 2015, 68 (1): 66 – 82.

［28］ KOO K T, POLIMENI G, QAHASH M, et al. Periodontal repair in dogs: guided tissue regeneration enhances bone formation in sites implanted with a coral-derived calcium carbonate biomaterial ［J］. Journal of clinical periodontology, 2005, 32 (1): 104 – 110.

附录　建模效果评估指标

一、实验动物口腔内的牙周炎炎症情况

建议进行活体检测时，都使用牙周探针进行检测。

（1）牙龈健康情况。

0 表示牙龈健康；

1 表示牙龈轻度炎症：颜色有轻度改变并轻度水肿，探诊不出血；

2 表示牙龈中等炎症：色红，水肿光亮，探诊出血；

3 严重炎症：牙龈明显红肿或有溃疡，并有自动出血倾向。

（2）牙的松动度。

0 表示无松动；

1 表示有颊舌向松动；

2 表示颊舌向、近远中向均松动；

3 表示颊舌向、近远中向和垂直向均松动。

（3）牙周袋深度。

用牙周探针探诊选用牙周袋，每颗牙选近中颊、颊侧中央、远中颊 3 个点测量，取均值。

（4）"纸片法"检测。

用无菌镊夹取 1 cm×1 cm 滤纸片放入口腔舌上部位，闭口，保留 10 min 后取出，立即放入盛有 0.5% 1mL 酵母粉稀释液的带玻璃珠无菌小瓶中，振荡 3 min，用取菌环以三区划线方法分别涂于 BHI 培养基，将 BHI 培养基生长的优势菌进行涂片，用革兰氏法染色，于显微镜下观察。

（5）检测龈沟探诊出血程度。

（6）龈沟液渗出水平等。

二、实验动物牙周组织的组织病理情况

（1）可通过 Micro – CT 确认全口牙槽骨吸收情况，配合使用 MIMIC 建模，检测指标包括：牙周炎侧牙槽骨的宽度、高度及形态变化，附着丧失距离等，以判断造模是否成功。

（2）对于牙周炎效果的评估可以采用组织学染色的方式包括：HE 染色、免疫组化染色、免疫荧光染色等方法，主要指标包括：

① HE 染色结果显示，相较对照侧，牙周炎侧牙龈乳头形态破坏，牙周韧带排列紊乱，纤维组织腔隙增多。第一磨牙远中根与第二磨牙近中根之间炎症细胞浸润增多，牙槽骨高度下降。

②抗酒石酸酸性磷酸酶（TRAP）为破骨细胞的特异性标志酶，对骨组织进行 TRAP 染色可以了解破骨细胞的骨吸收情况。在牙周炎动物模型中，TRAP 染色显示，牙周炎侧牙槽骨中 TRAP 阳性的破骨细胞数目增加。

③牙周炎侧炎症相关基因 IL – 1β、IL – 6、TNF – α 等的表达明显上升。

④牙周炎侧成骨相关基因 Runx – 2、BSP、COL – Ⅰ、ALP 等的表达明显下降。